临床肿瘤疾病诊断与治疗

闫桂军　孙　轩　邢　辉　杨俊荣　唐利文　秦文祥　主编

广西科学技术出版社
·南宁·

图书在版编目（CIP）数据

临床肿瘤疾病诊断与治疗 / 闫桂军等主编 . -- 南宁：广西科学技术出版社，2024.9. --ISBN 978-7-5551-2231-9

I.R73

中国国家版本馆 CIP 数据核字第 2024AN6390 号

临床肿瘤疾病诊断与治疗

LINCHUANG ZHONGLIU JIBING ZHENDUAN YU ZHILIAO

闫桂军　孙　轩　邢　辉　杨俊荣　唐利文　秦文祥　主编

责任编辑：李宝娟　　封面设计：韦娇林
责任校对：吴书丽　　责任印制：陆　弟

出 版 人：岑　刚
出版发行：广西科学技术出版社
社　　址：广西南宁市东葛路 66 号　　邮政编码：530023
网　　址：http：//www.gxkjs.com
印　　刷：广西民族印刷包装集团有限公司

开　　本：787 mm × 1092 mm　1/16
字　　数：195 千字　　印　　张：10.5
版　　次：2024 年 9 月第 1 版
印　　次：2024 年 9 月第 1 次印刷
书　　号：ISBN 978-7-5551-2231-9
定　　价：98.00 元

编委会

主　　编　闫桂军　孙　轩　邢　辉　杨俊荣
　　　　　　唐利文　秦文祥

副 主 编　石瑞芳　姬海宁　葛科伟　黄松钦
　　　　　　吴海林　陈安玥　吴昱冶　王　斌
　　　　　　章敬成　邱君旗

参编人员：（以姓氏笔画为序）

王　斌　徐州市第一人民医院
石瑞芳　天津市第二人民医院
邢　辉　广州中医药大学金沙洲医院
闫桂军　徐州市贾汪区人民医院
孙　轩　天津市肿瘤医院（天津医科大学肿瘤医院）
李立兰　成都市双流区第一人民医院・四川大学华西空港医院
杨俊荣　南京医科大学第四附属医院
吴昱冶　广东省农垦中心医院
吴海林　如东县人民医院
邱君旗　浙江省温州医科大学附属平阳医院
陈安玥　海南省肿瘤医院
秦文祥　石河子市人民医院
唐利文　湖南中医药大学第一附属医院
姬海宁　新沂市人民医院
黄松钦　广东省潮州市人民医院
章敬成　金华市中心医院
葛科伟　江苏省溧阳市中医医院

前　言

肿瘤学是一门发展非常迅速的学科。随着医学技术的迅速发展，肿瘤研究的不断深入，现代循证医学、诊疗规范化和个体化用于肿瘤的防治，使得肿瘤的诊治水平不断提高。肿瘤的治疗方法日新月异，除了传统的手术、放疗和化疗等治疗手段，分子靶向治疗、分子生物学技术也广泛应用于临床，并且取得了很好的疗效。

本书从提高我国癌症诊治的整体水平入手，从预防到治疗，从现状到进展，参考大量循证医学证据，将基础理论和临床实践紧密结合。主要内容包括肿瘤基础知识以及头颈部肿瘤、胸部肿瘤、腹部肿瘤等临床常见肿瘤，并就每种肿瘤的病因、病理、转移、临床表现、诊断、鉴别诊断、治疗、预后做详尽的介绍，立足于临床，实用性较强，内容系统、重点突出，是一本实用的临床参考书，对临床肿瘤疾病的诊断和治疗具有指导意义。本书可作为肿瘤科及相关科室临床医护人员的指导用书，也可供基层医护人员和医学院师生学习和参考。

肿瘤学涉及内容广泛，随着科技的进步，该研究领域的发展日新月异，加上作者水平有限，书中难免有疏漏或不足之处，敬请广大读者批评指正，以期再版时予以改进、提高，使之逐步完善。

编　者

2024 年 8 月

目　录

第一章　肿瘤基础知识

第一节　肿瘤概述

肿瘤是指机体在各种致瘤因子作用下，局部组织细胞增生所形成的新生物，因为这种新生物多呈占位性块状突起，也称赘生物。

根据新生物的细胞特性及对机体的危害程度，可将肿瘤分为良性肿瘤和恶性肿瘤两大类。恶性肿瘤又可分为癌和肉瘤。癌是指来源于上皮组织的恶性肿瘤。肉瘤是指间叶组织（包括纤维结缔组织、脂肪、肌肉、脉管、骨和软骨组织等）发生的恶性肿瘤，如由大肠黏膜上皮细胞形成的恶性肿瘤称为大肠黏膜上皮癌（简称“大肠癌”），由皮肤上皮细胞形成的恶性肿瘤称为皮肤上皮癌（简称“皮肤癌”）等。因此，若医生说患者患的是癌症，则表明患者长的是恶性肿瘤；若说患者患的是胃癌，则表明患者的胃黏膜上皮细胞形成的是癌症；若说患者患的是胃肉瘤，则表明这种恶性肿瘤不是由黏膜上皮细胞形成的，而可能是由平滑肌细胞恶变引起的，或是属于胃的恶性淋巴瘤等，但也可笼统地说其罹患了癌症。

研究发现，肿瘤细胞会出现不同于正常细胞的代谢变化，同时肿瘤细胞自身可通过糖酵解和氧化磷酸化之间的转换来适应代谢环境的改变。2019 年，刊登在 *Cancer Cell* 上的一篇文章指出，研究人员发现在禁食状态下使用二甲双胍可显著抑制肿瘤生长，并提出PP2A-GSK3β-MCL-1 通路可能是肿瘤治疗新靶点的观点。

第二节　肿瘤病因学

肿瘤病因学是研究肿瘤发生的原因，指导采取预防措施，从根本上减少癌症对人类生命危害的科学。肿瘤病因学的流行病学证据主要有两类：第一类是对各种情况（如不同性别、年龄、社会经济状况和地理条件）下癌症发病率差别的解释；第二类是分析研究，即特别设计用于检验第一类证据所提示的假设的分析研究。

一、肿瘤病因的基本研究方法

（一）病例对照研究

以患有某种癌症的一组患者为病例组，没有患该癌症的性别相同、年龄相近的一组人为对照组，调查他们既往某种可疑病因的暴露情况，通过一定的方法推断暴露因素作为病因的可能性。这是一种从“果”追“因”的研究方法，具有经济、有效的优点。

（二）前瞻性研究

选定一个正常（至少未患有当时所研究的疾病）的人群，调查其当前的暴露情况，根据暴露情况分组，然后随访一定的时间，观察不同暴露情况的亚组某种癌症的发生率，借以推断暴露因素与这种癌症有无关系。这是一种从“因”观“果”的研究方法。

（三）预防性干预研究

当流行病学证据提示某种环境因素与某种癌症有病因联系时，就可考虑使用预防性干预研究。预防性干预研究的目的在于减少暴露于有关危险因素，并评估在排除了机会、偏倚及其他因素的影响后疾病发生的减少情况，以判定该因素是否确实为该癌症的病因。

（四）横断面研究

横断面研究是在某一个时间点或短时期内研究特定范围内的人群中疾病或健康状况的分布，评价暴露因素与疾病或健康状况的关系，并提供某种癌症频率和特征信息的一种流行病学研究方法。但是这种方法在评价暴露因素与癌症发生的因果关系上的作用是有限的，因为常常难以判定暴露因素与癌症发生的先后关系。

二、肿瘤病因联系强弱的量度

如果某种因素与癌症发生的危险增加有关，并且这种联系不能用机会、混杂测量误差或方法学的偏倚来解释，则可以说该因素是该癌症的一个危险因素。定量某个危险因素对癌症危险的效应大小的量度指标主要有相对危险度、比值比等。

（1）相对危险度：是使用最普遍的量度指标，它的本质是率比，即暴露发病与不暴露发病（或死亡）危险（常用发病率或死亡率表示）之比，即如果暴露于危险因素，发病的危险（即发病概率）是未暴露者的多少倍。

（2）比值比：在病例对照研究中，因为不能获得发病率或死亡率，所以采用比值比的方法，表示暴露组中患病者与非患病者的比值和非暴露组中患病者与非患病者的比值之比。

三、肿瘤发生的外在因素

（一）化学致癌因素

1. 直接致癌物

直接致癌物指不需要在体内代谢活化即可致癌的化学致癌物，一般为弱致癌剂，致癌时间长。在化学结构上，这类化学致癌物都具有亲电子结构的基团，如氮芥、环氧化物、硫酸酯基团等。这些化学致癌物在自然环境下很不稳定，进入机体后直接共价结合到生物大分子的亲核基团上（如DNA分子中的鸟嘌呤的N-7、C-8，腺嘌呤的N-1、N-3，胞嘧啶的N-3等），形成加合物，导致DNA突变。化学致癌物大多数是致突变剂，这类致癌物通过直接接触致癌，因此预防此类致癌物要限制职业性接触。此类致癌物主要有烷化剂、酰化剂、其他致癌物等。

（1）烷化剂与酰化剂。烷化剂的共同特点是烷化性能极其活泼，直接与DNA相互作用。有致癌作用的烷化剂包括氮芥类、硫芥类、亚硝胺类、磺酸酯类、环氧化物、内酯类、卤醚类中的一些化合物，以及某些硫酸酯和亚硫酸酯，如抗癌药中的环磷酰胺、氮芥、苯丁酸氮芥、亚硝基脲等。这类具有致癌性的药物可在应用相当长时间后诱发第二种肿瘤，如化疗后痊愈或已控制的白血病、霍奇金淋巴瘤和卵巢癌患者，数年后可能发生第二种肿瘤，通常是粒细胞性白血病。

（2）其他致癌物。金属元素对人类也有致癌作用，如镍、铬、镉、铍等。炼镍工人中，鼻癌和肺癌明显高发；镉与前列腺癌、肾癌的发生有关；铬可引起肺癌等。其原因可能是金属的二价阳离子，如镍、镉、铅、铍、钴等是亲电子的，可与细胞大分子（尤其是DNA）反应，如镍的二价离子可以使多聚核苷酸解聚。一些非金属元素和有机化合物也有致癌性，如砷可诱发皮肤癌，氯乙烯可致从事塑料生产的工人患肝血管肉瘤，苯致白血病等。

2. 间接致癌物

致癌物需经酶的代谢产生最终致癌物，共价结合到大分子上而引起细胞癌变的，称为间接致癌物或前致癌物，其代谢活化产物称终末致癌物。如 3,4–苯并芘是间接致癌物，其终末致癌物是环氧化物。间接致癌物主要有以下 4 种。

（1）多环芳烃类：是指由多个苯环缩合而成的化合物及其衍生物，或称稠环芳烃，存在于石油、煤焦油中。致癌性特别强的有 3,4–苯并芘、1,2,5,6–双苯并蒽、3–甲基胆蒽及 9,10–二甲苯蒽等。3,4–苯并芘是煤焦油的主要致癌成分，不仅存在于工厂排出的煤烟、烟草点燃后的烟雾中，还存在于烟熏和烧烤的鱼、肉等食品中。多环芳烃类在肝脏中经细胞色素氧化酶 P450 系统氧化成环氧化物，环氧化物的亲电子基因与核酸分子以共价键结合而引起突变。其特点是小剂量就能引起局部组织的恶变。

（2）芳香胺类与氨基偶氮染料：致癌的芳香胺类，如乙萘胺、联苯胺、4–氨基联苯等，与印染厂工人和橡胶厂工人的膀胱癌发生率较高有关。氨基偶氮染料，包括以前在食品工业中曾使用过的奶油黄（二甲基氨基偶氮苯，可将人工奶油染成黄色的染料）和猩红。芳香胺的活化是在肝脏中通过细胞色素氧化酶 P450 系统使其 N 端羟化形成羟胺衍生物，然后与葡糖醛酸结合成葡萄糖苷酸从泌尿道排出，并在膀胱水解释放出活化的羟胺而致膀胱癌、肝癌、肠癌、乳腺癌、外耳癌等。

（3）亚硝胺类：这类化合物广泛存在于环境中的前体物中。亚硝基化合物是重要的环境化学致癌物，致癌谱很广，可能引起人体胃肠癌或其他肿瘤。亚硝酸盐可作为肉类、鱼类食品的保存剂与着色剂进入人体，也可由细菌分解硝酸盐产生。在胃内的酸性环境下，亚硝酸盐与来自食物的各种二级胺合成亚硝胺。亚硝胺在体内经过羟化作用而活化，形成有很强反应性的烷化碳离子而致癌。

（4）真菌毒素：黄曲霉菌广泛存在于高温潮湿地区的霉变食品中，尤以霉变的花生、玉米及谷类含量最多。黄曲霉毒素有许多种，其中黄曲霉毒素 B_1 的致癌性最强，其化学结构为异环芳烃，在肝细胞内通过细胞色素氧化酶 P450 氧化成环氧化物而致突变。这种毒素主要诱发肝细胞性肝癌。

3. 非共价作用致癌

如 RNA 致瘤病毒，通过转录或插入方式整合到 DNA 链中，导致宿主细胞突变。

（二）物理致癌因素

物理致癌因素主要是电离辐射，异物、热辐射也可能与促癌有关。

1. 电离辐射

电离辐射包括 X 线、γ 射线、亚原子微粒（p 粒子、质子、中子或粒子）的辐射以及紫外线照射。大量事实表明，长期接触 X 线及镭、铀、氡、钴、锶等放射性同位素，可以引起各种不同的恶性肿瘤。在出生前或出生后接受过 X 线照射的儿童，其急性白血病的发生率高于一般儿童。开采含放射性物质（钴、氡等）的矿工易患肺癌。在婴幼儿期接受过颈部放射线照射者，其甲状腺癌发生率明显增高。有些放射性同位素（如 ^{32}P、^{48}Sr、^{210}Po、^{239}Pu 等）摄入能诱发骨肉瘤。

辐射致癌的机制：主要与癌基因激活或者灭活肿瘤抑制基因和 DNA 损伤有关。射线单个电离粒子经过靶细胞时，可引起 DNA 损伤，从而可能引起癌基因启动。电离辐射的直接作用或自由基的间接作用造成细胞 DNA 损伤，如碱基损伤脱落、丢失，二聚体形成等；链损伤（如单链、双链断裂）、易位和发生点突变等。由于与辐射有关的肿瘤的潜伏期较长，因此肿瘤最终可能在辐射所损伤细胞的后代又受到其他环境因素（如化学致癌剂、病毒等）所致的附加突变之后才会出现。

长期过度照射紫外线可引起外露皮肤的鳞癌、基底细胞癌和恶性黑色素瘤。白种人或照射后色素不增加的有色人种最易发生。其作用机制是细胞内 DNA 吸收了光子，使其中相邻的两个嘧啶连接，形成嘧啶二聚体。二聚体又形成环丁烷，从而破坏 DNA 双螺旋中二聚体所在处的磷酸二酯骨架，妨碍 DNA 分子的复制。在正常人中，这种损害通常可被一系列 DNA 修复酶所修复，因此皮肤癌发病少见。而一种罕见的常染色体隐性遗传病——着色性干皮病的患者，由于先天缺乏修复 DNA 所需的酶，不能将紫外线所致的 DNA 损害修复，因此皮肤癌的发病率很高。

2. 异物

石棉和石棉制品能引发人的胸膜间皮瘤，重度暴露于石棉纤维中的工人，其胸膜间皮瘤的发生率为 2% ～ 3%，潜伏期一般为 20 年。肿瘤的发生与植入物体的化学性关系不大，而与植入物体表面的形状、光滑程度和耐久性有关。

与肿瘤有关的异物还有寄生虫。在我国日本血吸虫病流行区，有 10.8% ～ 16.9% 的结肠癌患者同时患有结直肠血吸虫病，在这些结肠癌组织的间质内有大量陈旧血吸虫卵的沉积，附近的黏膜面有时出现多数息肉，而结肠癌常在这些息肉增生的基础上恶变而成。华支睾吸虫病患者肝内胆管细胞癌的发生率远较一般人群高，因为华支睾吸虫感染可以导致胆管上皮腺瘤样增生并进一步发展为胆管细胞癌。

3. 热辐射

克什米尔人冬季习惯用怀炉取暖，有时会在腹部引起怀炉癌；我国西北地区居民冬季烧火取暖，有时臀部皮肤会发生癌变，形成所谓的炕癌。这些案例说明长期的热辐射可能有一定的促癌作用。此外，在烧伤瘢痕的基础上易发生瘢痕癌，有研究者在烧伤瘢痕中发现化学致癌物。

（三）病毒

1. RNA 致瘤病毒

RNA 致瘤病毒通过转导或插入突变这两种机制将其遗传物质整合到宿主细胞 DNA 链中并表达，使宿主细胞发生转化。主要分为以下两类。

（1）急性转化病毒：这类病毒含有从细胞的原癌基因转导的病毒癌基因，如 src、abl、myb 等，这些病毒感染细胞后，将以其病毒 RNA 为模板通过逆转录酶合成的 DNA 片段整合到宿主的 DNA 链中并表达，导致宿主细胞的转化。

（2）慢性转化病毒：这类病毒（如鼠乳腺癌病毒）本身并不含有癌基因，但是含有促进基因，感染宿主细胞后，促进基因也可通过逆转录酶的作用插入宿主细胞 DNA 链中的原癌基因附近，引起正常或突变的原癌基因激活并过度表达，使宿主细胞转化。

2. 人类嗜 T 淋巴细胞病毒 -1

人类嗜 T 淋巴细胞病毒 -1（HTLV-1）是与人类肿瘤发生密切相关的一种 RNA 病毒，与主要流行于日本和加勒比地区的 T 细胞白血病 / 淋巴瘤有关。HTLV-1 与艾滋病病毒一样，转化的靶细胞是 $CD4^+$ 的 T 细胞亚群（辅助 T 细胞）。HTLV-1 主要通过性交、血液和母婴传播。受感染人群发生白血病的概率为 1%，潜伏期为 20 ～ 30 年。HTLV-1 转化 T 细胞的机制目前还不甚清楚。

3. 人乳头状瘤病毒

人乳头状瘤病毒（HPV）目前已分离出 200 多种，与人类上皮性肿瘤，尤其是与子宫颈和肛门生殖器区域的鳞癌有关。

4. EB 病毒

与 EB 病毒有关的人类肿瘤是伯基特淋巴瘤和鼻咽癌。伯基特淋巴瘤是一种 B 细胞性肿瘤，在流行地区，所有患者的瘤细胞都携带 EB 病毒的基因组成分。

EB病毒对B细胞有很强的亲和性，能使受感染的B细胞发生多克隆性增生。在正常的个体中，这种增生是可以控制的，受感染者没有症状或者临床表现为自限性的传染性单核细胞增生症。而在非洲流行区，由于疟疾或其他感染损害了患者的免疫功能，受感染的B细胞仍持续增生，在此基础上如再发生附加的突变，导致B细胞进一步生长而丧失控制，并在其他附加基因损伤的影响下，最终导致单克隆性的肿瘤出现。

5. 乙型肝炎病毒

流行病学调查发现，乙型肝炎病毒（HBV）感染与肝细胞性肝癌的发生有密切关系。HBV的致癌作用是多因素的：① HBV导致的慢性肝损伤使肝细胞不断增生，这使得另外的致癌因素（如黄曲霉毒素 B_1）的致突变作用更容易发生。② HBV可能编码一种名为X蛋白的调节成分，使受感染的肝细胞的几种原癌基因被激活。③在某些患者中，HBV的整合可导致p53基因的失活，从而导致肝细胞性肝癌的发生。

（四）其他

1. 慢性炎性刺激

肿瘤必须在细胞增生的基础上发生。慢性炎症产生的细胞生长因子能使细胞持续增生，在此基础上DNA易发生突变而发生肿瘤，因此慢性炎性刺激有促癌作用。慢性皮肤溃疡、结石引起的慢性胆囊炎、慢性子宫颈炎和子宫内膜增生等病变有时也可发生癌变，可能就与此有关。

2. 创伤

临床上有些肿瘤（如骨肉瘤、睾丸肿瘤、脑瘤等）患者常诉有外伤史。小鼠子宫颈的人工创伤有促进化学致癌物诱发子宫颈癌的作用，而单独局部创伤不能诱发子宫颈癌。因此，创伤可能是一种促癌因素。

四、肿瘤发生的内在因素

（一）遗传因素

遗传因素对人类肿瘤的直接影响问题目前尚无定论。到目前为止，在人类肿瘤中，只有视网膜母细胞瘤、肾母细胞瘤、神经纤维瘤以及结肠息肉综合征被认为有明显的遗传倾向。但也有学者报道，在欧美妇女中最常见的乳腺癌约有30%的病例有遗传倾向，某些消化道肿瘤（如胃癌、食管癌、肝癌）也具有遗传性，肺癌也似乎有一定的遗传倾向。

（二）免疫因素

所谓免疫，就是机体对疾病的抵抗能力。如自然界存在很多细菌，但人们生活在其中却不会每日生病，有些传染病，如麻疹、伤寒等，得过 1 次就可终身不再患病，就是因为机体对这些病菌具有免疫力。尽管每个人都生活在充满致癌因素的环境中，并且体内时时刻刻都产生着数以千万计的突变细胞，但是大多数人都能免遭患癌的痛苦，这正是因为我们的免疫系统能及时发现和清除这些体内的异己分子。人体免疫功能如果低下或出现紊乱，则不能及时发现和清除突变的细胞，从而出现免疫逃逸，最终发展成恶性肿瘤。参与肿瘤免疫的免疫器官主要是胸腺，免疫细胞主要有 T 淋巴细胞、自然杀伤细胞、巨噬细胞等。当免疫细胞出现缺陷时可导致肿瘤的发生。此外，一旦人体免疫监视系统出现功能减弱或异常，机体免疫系统便不能发现癌细胞。有些情况下，癌细胞本身还会释放封闭因子来麻痹机体免疫系统。这些原因都使得癌变细胞逃避机体的免疫监视而发展成恶性癌细胞。

（三）内分泌因素

人体的内分泌腺体（如脑垂体、甲状腺、肾上腺、生殖腺等）分泌的多种激素调节着人体的发育和代谢。疾病或某些原因造成的内分泌紊乱，加上其他因素的共同作用，可使这些内分泌器官发生肿瘤。如子宫内膜癌常见于肥胖、不育、绝经晚期的妇女，长期服用雌激素可诱发乳腺癌。由于某些肿瘤的发生、发展与内分泌紊乱有关，所以经常应用激素来治疗恶性肿瘤，如用抗雌激素受体药物他莫昔芬治疗乳腺癌、用雌激素治疗前列腺癌等。

（四）精神因素

精神因素对肿瘤的发生、发展的影响也很大。调查研究证明，精神压抑的人群，其肿瘤发生率比一般人群高许多倍。相反，有许多癌症患者对待疾病持乐观心态，具有战胜病魔的坚强信念，积极配合治疗，病情的发展便会理想得多。这是因为精神状态能很好地调节神经内分泌功能，激活机体免疫系统功能，从而达到防病、治病的目的。因此，癌症患者要注意保持良好的精神状态，积极配合治疗。医生在治疗疾病的同时，也应注意帮助调节患者的精神状态。

（五）年龄因素

肿瘤的发生与年龄有一定的关系，一般45岁以后为肿瘤的高发阶段，因为随着年龄的增长，免疫器官胸腺渐渐萎缩，各个器官逐渐衰老，各类细胞容易突变。另外，随着年龄的增长，接触各种致癌因素的机会也在增加，并且致癌物质会在体内堆积，这些都是老年人较容易患癌的原因。

第三节　循证医学与肿瘤学

一、概述

循证医学即遵循证据的临床医学。

循证的思维方式起源于古希腊，我国早在宋代的《本草图经》中已有对照试验评价人参的强壮作用的记载。近年来，循证医学发展迅速，已深入医学的各个领域，包括内科学、外科学、妇产科学、儿科学、肿瘤学、护理学，以及诊断、医疗卫生决策、继续教育等。

循证医学的核心思想是临床医生对患者进行诊疗的任何方法都应依据最新、最佳的科学证据，使临床医疗决策科学化。临床医生应在认真采集病史、仔细检查体格的基础上，提出需要解决的问题，收集有关问题的资料，进行证据检索，评价其真实性、可靠性、实用性，选择最适宜的诊断方法，并采取疗效好、毒副作用小的治疗方式。

在实践循证医学中应该认识到，循证医学强调临床干预，但不排斥基础研究；强调随机临床试验，但不排斥非随机的报告；强调证据，但仍重视专家的经验和意见。

二、研究证据

目前，世界上有大量医学研究证据来源。每天发表的医学论文成千上万，每天有许多新的科学证据产生。临床医生较难有机会阅读所有相关专业的杂志、专著，也缺乏时间阅读完本领域所有新发表的文章。因此，通过学习和掌握循证医学的方法，对原始研究证据进行系统综述或根据他人的系统综述结果指导临床实践显得尤为重要。

1. 原始研究证据

原始研究证据包括数据库［互联网在线数据库、光盘数据库（电子版、多媒体）］、杂志、专著等。在我国，医学领域使用频率最高的是 Medline 和中国生物医学文献数据库（CBM）。

（1）美国国家医学图书馆的 Medline 是检索生物医学证据的主要数据库之一，收录了自 1966 年以来相关学科的 40 多种语言的 4000 余种期刊，几乎包括了所有重要的国际性医学和健康相关期刊。在各种不同版本的 Medline 中，以 PubMed 最为常用。PubMed 由美国国家医学图书馆制作，可通过相关链接获取 PubMed 上的文章的全文和其他相关资料。

（2）CBM 是由中国医学科学院医学信息研究所开发，收录自 1978 年以来 1600 余种中国生物医学期刊、汇编、会议论文的文献，是检索中文证据首选的数据库。

2. 二次研究证据

二次研究证据主要包括Cochrane 图书馆和临床实践指南等。

（1）Cochrane 图书馆：由Cochrane 协作网制作，以电子出版物形式提供系统综述和研究方案，是目前循证医学重要证据的资料库，有最好、最全面的治疗评价信息源。Cochrane 协作网是国际性非营利组织，以已故的流行病学家 Archie Cochrane 的姓氏命名，主要任务是生产、保存、传播和更新系统综述，帮助人们进行循证决策。

（2）临床实践指南：可针对特定的临床情况，收集、综合和概括各级临床研究证据，帮助医生做出恰当处理的临床医疗指导意见。

3. 评价证据

得到原始研究的证据后应对这些证据进行评价以及科学鉴别。根据设计是否合理、执行是否可靠、数据是否完整、采用的统计方法是否正确以及样本数量是否足够，从证据性质和证据水平两方面进行评价。

根据证据性质分为 4 个等级：A 级，设计良好的随机试验；B 级，设计较好的队列研究或病例对照试验；C 级，病例报告或有缺陷的临床试验；D 级，个人临床经验。

三、系统综述

系统综述又称系统评价，是通过系统全面地收集全世界发表和未发表的临床研究结果，采用临床流行病学方法严格评价，筛选出符合质量标准的文献，进行定性分析或定量分析并合成，得出综合可靠的结论，可为医疗卫生决策、临床医疗实践，以及疾病的预防、治疗、康复提供有用的信息。

系统综述与传统综述都是综述，为回顾性、观察性研究，可存在系统偏倚、随机误差。两者主要的不同在于传统综述着重于某一专题的全貌（如某一疾病的过去、现在和展望），而系统综述则集中于某一专题的某一方面（如某种药物对某种疾病的治疗）。系统综述属于二次研究，重复性好，并根据不断出现的新证据进行更新。

系统综述为临床医生节约了大量查阅文献的时间，为临床医疗实践和科研提供了大量信息，为提高临床医疗的质量、指导临床研究提供了极大的方便。但是，现有的系统综述不可避免地存在良莠不齐的情况。临床医生在应用时应该对系统综述的质量进行评价，以确定其真实性、可靠性。可根据系统综述的结果是否真实、是否重要、能否应用于自己的医疗实践来评价。

四、循证医学与肿瘤学的关系

循证医学与肿瘤学之间存在着紧密而重要的关系。循证医学强调基于最佳科学证据进行医疗决策，通过系统评价、临床试验等方法，确保医疗实践的科学性、有效性和安全性。在肿瘤学领域，循证医学的应用尤为关键，因为肿瘤治疗方案的制定直接关系到患者的生存质量、生存期及生活质量。

肿瘤学家在制定治疗方案时，会广泛参考最新的临床试验结果、大规模流行病学数据以及国际公认的诊疗指南，这些都是循证医学的核心组成部分。通过遵循循证原则，肿瘤学能够不断优化治疗策略，如靶向疗法、免疫治疗的引入，都是基于严格的循证研究，显著提高了肿瘤患者的治疗效果，并改善了预后。

循证医学为肿瘤学提供了科学依据，促进了肿瘤诊疗的规范化和个体化，使患者能够接受更加精准、有效的治疗，是肿瘤学不断进步和发展的重要基石。

第四节　肿瘤分子生物学

一、概述

众所周知，细胞是构成所有生命活动的结构和功能单位。生命的基本特征之一是细胞增殖，即细胞数量的倍增。而肿瘤细胞的典型特征就是肿瘤组织逃逸了正常细胞增殖时机体对组织、细胞的调控体系而出现肿瘤组织、细胞自主和无限制生长。肿瘤分子生物学研究始于20世纪70年代，开始于对病毒癌基因及细胞癌基因的发现。细胞癌基因的发现对于肿瘤学基础与临床诊疗具有积极的、重要的意义：首先，提示了基因是细胞癌变的内在物质基础；其次，细胞癌基因的正常功能与细胞生命活动息息相关。迄今为止，已发现并确定的癌基因和抑癌基因数以千计。癌基因编码的产物包括各种生长因子、生长因子受体、蛋白激酶、G蛋白和转录因子等，而抑癌基因多与细胞周期调控或基因转录调控有关，因此细胞癌基因和抑癌基因都是维持细胞正常生命活动的重要基因，控制细胞正常增殖、分化和发育。当它们的基因结构发生改变和（或）异常表达（抑癌基因不表达）时，就会导致正常增殖调控紊乱，细胞无限生长，细胞恶性转化而发生癌变。癌基因和抑癌基因的发现验证了多基因、多步骤、多阶段的肿瘤发生理论和学说。因发现细胞癌基因，1989年，Bishop和Varmus荣获诺贝尔生理学奖和医学奖。20世纪90年代，肿瘤细胞分子生物学的研究和细胞信号传导的研究进一步相互渗透、相互整合、相互促进，使得人们对肿瘤的认识日趋深入和完善，这也成为当前以及未来肿瘤治疗的主要研究热点、发展方向和诊疗依据。

二、肿瘤相关基因及其异常表达

与肿瘤发生有关的癌基因、肿瘤抑制基因等是调控细胞生长、分化的关键因子，其正向或反向调节作用对维持机体的正常功能起着重要的作用。几十年来，大量研究表明肿瘤的发生具有复杂的分子基础，包括原癌基因激活、肿瘤抑制基因灭活或缺失、凋亡调节基因和DNA修复基因功能紊乱，以及近年来认识到的微RNA（miRNA）调节紊乱等。遗传因素和环境因素通过影响这些基因的结构和功能而导致肿瘤发生。

（一）癌基因

癌基因是指一段具有将正常细胞转化为肿瘤细胞功能的核酸片段。癌基因首先在逆转录病毒（RNA病毒）中被发现，一些逆转录病毒能引起动物肿瘤或在体外实验中使细胞发生恶性转化。在研究这些病毒与肿瘤的关系的过程中发现，逆转录病毒基因组中含有的某些RNA序列，为病毒致瘤或导致细胞恶性转化所必需，称为病毒癌基因。后来，在正常细胞DNA中也发现了与病毒癌基因几乎完全相同的DNA序列，称为原癌基因，如cras、c-myc等。这些基因正常表达时并不会导致肿瘤，它们编码的产物是促进细胞生长增殖十分重要的蛋白质。但是一旦原癌基因被激活，其结构发生改变，将发展成癌基因。

（二）肿瘤抑制基因

肿瘤抑制基因也称抑癌基因，是指在细胞增殖中起负调节作用的基因。抑癌基因的丢失或灭活可促进细胞的肿瘤性转化。目前研究最多的是 p53 基因和 Rb 基因，它们的产物都是调控核转录和细胞周期的核蛋白。恶性肿瘤的发生是一个长期、多因素造成的分阶段过程，单个基因的改变不能引起细胞完全恶性转化，需要多个癌基因共同作用；而且在癌变的不同阶段，可能有不同的癌基因起作用，包括癌基因的激活与抑癌基因的缺失或失活。

（三）凋亡调节基因

肿瘤的生长取决于细胞增殖与细胞死亡的比例。除了原癌基因和抑癌基因，凋亡调节基因在某些肿瘤的发生上也起着重要作用。细胞凋亡受复杂的分子机制调控，通过促凋亡分子（如死亡受体家族成员、caspase 家族蛋白酶、Bcl-2 家族中的促凋亡分子 Bax 等）和抗凋亡分子（如凋亡抑制蛋白 IAP 家族成员、survivin、XIAP、CIAP 等）之间复杂的相互作用实现。在肿瘤中，由于凋亡调节基因失活，抗凋亡基因功能增强，肿瘤迅速生长。

（四）DNA 修复调节基因

正常细胞内存在 DNA 修复调节基因，当 DNA 轻微损伤时，细胞内的 DNA 修复调节基因会及时对其进行修复；当 DNA 损伤严重不能修复时，细胞将发生凋亡。因此，DNA 修复调节基因对维持机体遗传基因组的稳定非常重要。在一些存在遗传性 DNA 修复调节基因突变或缺失的人群中，肿瘤的发病率极高，也证实了这一点。

（五）端粒、端粒酶

端粒是真核生物染色体末端能够维持染色体稳定的脱氧核糖核酸－蛋白质复合体，由简单重复的富 G 序列及其相关蛋白组成。不同物种的端粒序列也各有差异，人类的端粒序列一般为 GGATTT。端粒具有重要的生物学功能：稳定染色体，避免染色体降解、重组和末端融合；保护核内染色体结构基因；参与基因的表达调控；作为分子钟控制着人类细胞的复制与衰老。人类的端粒长度为 5 ～ 15 kb，每次细胞分裂，端粒都会缩短 55 ～ 200 bp，细胞复制一定次数后，端粒缩短使得染色体相互融合，导致细胞死亡，因此端粒可被称为细胞的生命计时器。

端粒酶是一种核糖核蛋白复合体，能以自身RNA为模板，通过逆转录在端粒末端加入TTAGGG的重复序列。正是端粒酶的存在维持了大多数组织的端粒长度，从而抵消了细胞分裂导致的端粒DNA的消耗。大多数体细胞没有端粒酶活性，体外培养的细胞只能分裂50次左右。许多恶性肿瘤（80%以上）细胞都具有端粒酶活性，使得端粒不再缩短，肿瘤的永生化与这一特点有关。

（六）miRNA

近年来，研究发现真核细胞内存在一类小RNA分子，它们由相应的基因编码转录后通过一系列加工过程，形成成熟的miRNA分子。这些由20多个核苷酸组成的miRNA的功能并不是编码蛋白质，而是调节编码蛋白质的miRNA分子，抑制其翻译，或导致其降解。这种通过miRNA介导的转录后基因沉默机制在一些肿瘤中发生失调。miRNA在物种进化中相当保守，在植物、动物和真菌中发现的miRNA只在特定的组织和发育阶段表达，miRNA的组织特异性和时序性决定了组织和细胞功能的特异性，表明miRNA在细胞生长和发育过程中起多种作用。抑制癌基因的miRNA表达降低，可导致癌基因过度表达；而抑制肿瘤抑制基因的miRNA表达过度，可导致肿瘤抑制基因表达降低。一些特异的miRNA基因突变会引发癌症，但目前只有为数不多的miRNA功能被初步阐明，绝大部分miRNA的功能（特别是在哺乳动物中）还不清楚，尚待深入研究。miRNA在基因和蛋白质表达调控方面的功能的发现，是生物医学研究的一项重要进展，对于深入揭示肿瘤发生的分子机制具有重要意义。

三、癌变机制及细胞周期调控

（一）原癌基因激活的机制

癌基因激活的机制包括点突变、染色体易位与重排，以及基因扩增。

1. 点突变

点突变是指基因的某一位点的个别碱基发生变异，主要是指碱基替换，也可以是个别碱基的插入或缺失，尤其是密码子第一位、第二位碱基的突变，往往会导致氨基酸的替换。蛋白质分子中关键氨基酸的替换会导致其构象和功能改变。当原癌基因发生点突变时，其表达产物构象与功能发生改变，对细胞增殖的刺激增强，也使蛋白质本身的稳定性增加，从而导致该蛋白质在细胞内的浓度增加，对细胞增殖刺激的时间和强度也随蛋白质浓度的增加而增加。ras基因家族

（H–ras、K–ras、N–ras）的激活均以点突变为主。基因的 12 号密码子 GGC 发生单个碱基置换，成为 GTC，导致 ras 蛋白的 12 号氨基酸（甘氨酸）变为缬氨酸。突变的 ras 蛋白不能将 GTP 水解为 GDP，因此 GTP 一直处于活性状态。这种突变的 ras 蛋白称为 ras 肿瘤蛋白，不受上游信号控制，持续促进细胞增殖。

2. 染色体易位与重排

染色体易位是指两条非同源染色体同时发生断裂所形成的断裂片段移至另一条染色体断端，并连接形成新染色体。染色体易位有 5 种类型：①相互易位。②单向易位（转座）。③同一染色体内易位（转座）。④整臂易位，即非同源染色体之间整个臂的转移或交换。⑤ Robertson 式易位，即近端部着丝点染色体在着丝粒处断裂的整臂易位。染色体重排是指基因从所在染色体的正常位置上易位至染色体的另一个位置上，这种位置改变使基因处于激活状态，产生异常基因产物或移动到另一条染色体上。在许多肿瘤中均可见到染色体异常，基因定位研究已证明，在这些异常的染色体中某些部位发生了基因易位和重排。基因易位可使原来无活性的原癌基因转移到某些强启动子或增强子附近而被激活，从而使原癌基因产物量显著增加，从而导致肿瘤发生。

3. 基因扩增

基因扩增是指特定基因过度表达，其拷贝数增加，导致特定的基因产物过量表达。例如，神经母细胞瘤中发生的 N–myc 扩增、乳腺癌中 HER–2 基因的扩增等。

（二）肿瘤抑制基因失活的机制

肿瘤抑制基因在细胞生长与增殖的调控中起重要作用，通过抑制细胞过度生长、增殖从而遏制肿瘤的形成，如 p53 基因和 Rb 基因，这些基因的产物会限制细胞生长。肿瘤抑制基因的两个等位基因都发生突变或缺失时，肿瘤抑制基因的功能将丧失，可导致细胞的肿瘤性转化。近年来的研究表明，一些肿瘤抑制基因的功能障碍不是因为基因结构的改变，而是由于基因的启动子过甲基化而导致其表达障碍。

（三）细胞周期蛋白及细胞周期调控的机制

细胞周期是指连续分裂的细胞从上一次有丝分裂结束到下一次有丝分裂完成所经历的整个过程，包含 G_1 期、S 期、G_2 期和 M 期四个阶段。细胞周期是细胞生命活动的基本过程，最主要的事件是遗传信息的载体 DNA 复制成两份，并通过有丝分裂的方式将两份拷贝分配到两个子代细胞中。细胞增殖是一个严格控制和有特定顺序的过程。在细胞周期中，由细胞周期蛋白（cyclin)、细胞周期蛋白依赖性激酶（CDK）和细胞周期蛋白依赖性激酶抑制剂（CKI）组成的“驱动器”对靶蛋白的磷酸化修饰及蛋白磷酸酶对它的去磷酸化，推动着细胞周期中各期的进展和各期之间的转变。在高等真核细胞中，cyclin 分为 A、B、C、D、E、F、G 和 H 等 8 类，它们分别在细胞周期的不同时期中合成、积累。其中，C、D、E 为 G_1 期细胞周期蛋白，与 CDK4 结合，组成复合物，而 H 与 CDK7 结合，组成复合物，主要作用于 G_1 期或 G_1/S 交界期；而 A 和 B 与 CDK2 结合，主要作用于 C_2/M 期。细胞周期的顺利进行还受 CKI 的调控，CKI 对细胞周期的进行起负向调节作用。CKI 通过蛋白表达量的变化或基因的突变来调节细胞的增殖，并在细胞由增殖状态向非增殖状态转变中起决定性作用。根据结构和功能的不同，CKI 分为两类：一类为 CKI4，包括 p15、p16、p18 和 p19，它们特异性抑制 CDK4 与 cyclin D1 形成的复合物及 CDK6 与 cyclin D1 形成的复合物；另一类为激酶抑制蛋白，包括 p27、p21 和 p57，它们对 cyclin 和 CDK 复合物有广泛的抑制作用。在正常的二倍体细胞中，p21 与 cyclin、CDK、PCNA（细胞核抗原）形成四聚体复合物，能有效抑制多种 cyclin-CDK 复合物的活性，其中包括 cyclin I-CDK4、cyclin E-CDK2 以及 cyclin ACDK2 等。这些 cyclin-CDK 复合物都是 G_1 到 S 期转换中所需要的，所以 p21 可引起细胞在 G_1 期阻滞而不进入 S 期，抑制哺乳动物细胞过度繁殖。p21 与 cyclin、CDK 和 PCNA 组成四聚体复合物后，cyclin D 上 N 末端的 Leu-cys-X-Glu 序列与 Rb 蛋白的结合被抑制。Rb 蛋白既可与 cyclin D 结合，又可与 E2F 结合。E2F 在许多 DNA 合成和细胞生长调控有关的基因的启动子区域都存在结合位点，这些基因包括胸苷激酶、二氢叶酸还原酶、DNA 聚合酶、Rb 蛋白、c-my 和 c-myc 等的编码基因，DE2F 可激活这些基因的转录起始，从而促使细胞进入 G_0 期或分化。低磷酸化的 Rb 蛋白可与 E2F 结合，阻抑 E2F 的转录活性。Rb 蛋白与 cyclin-CDK 结合而被磷酸化，释放 E2F，进而使 E2F 的转录激活作用活化。p21 可通过其 N 端结构域与 cyclin-CDK 结合，抑制 cyclin-CDK 磷酸化 Rb 蛋白，阻止细胞进入 S 期。p57 与 p21 一样是 cyclin-CDK 复合物的抑制剂，它们的过度表达均可使细胞阻滞在 G_1 期。p27 与 p21 具有同源性，可与 cyclin E-CDK2、cyclin A-CDK2、cyclin D-CDK4 复合物结合，抑制其对底物的磷酸化作用，从而使细胞不能发生从 G_1 到 S 期的转换，停滞于 G_1 期。p57 与 G_1 期 cyclin-CDK 复合物结合，强烈抑制 cyclin D-CDK4 和 cyclin A-CDK2 等复合物的活性，使细胞停滞于 G_1 期，它还与 p21 的功能有重叠，它们协调作用保证细胞走出细胞周期，实现细胞由分裂到分化的转变。p16 与 cyclin D 竞争性地结合 CDK 或 CDK6，从而抑制 CDK4 或 CDK6 的活性，抑制 Rb 蛋白的磷酸化，阻止细胞由 G_1 期进入 S 期。p15、p18、p19 与 p16 一样，均可通过抑制 CDK4 或 CDK6 活性来影响细胞周期的进程。

（四）肿瘤相关基因在细胞周期调控中的作用

1. p53 肿瘤抑制基因在细胞周期调控中的作用

p53 基因是细胞分子信号级联指导发生致死性 DNA 损伤的细胞进行自我毁灭的关键。如果 p53 基因失活，细胞生长的检测和平衡都无法进行，并且体细胞开始积累突变，最终导致癌症的发生。p53 在很多细胞凋亡信号通路中都起到十分重要的作用，包括膜凋亡信号通路、线粒体凋亡通路，以及在细胞核内影响着很多与凋亡相关的因子的转录与表达。

2. Rb 肿瘤抑制基因在细胞周期调控中的作用

Rb 基因又称视网膜母细胞瘤基因，是第一个被克隆的抑癌基因，定位于染色体 13q14，其编码的蛋白在细胞周期调控中同样发挥着重要的作用。在 G_1 和 S 期的交界处，在 cyclin D/CDK4 的作用下 Rb 基因被磷酸化，磷酸化状态的 Rb 基因与细胞内蛋白（如 E2F）形成复合物的能力丧失，释放出大量的转录因子（如 E2F），启动 DNA 的合成，使细胞进入增殖阶段。而非磷酸化状态的 Rb 基因可与 E2F 蛋白结合，并抑制其活化基因的表达，起到抑制细胞分裂、增殖的作用。基因突变或缺失导致表达异常，使细胞周期调节失控而引发肿瘤。

第五节　肿瘤遗传学及遗传性肿瘤

肿瘤遗传学是肿瘤学和遗传学之间的边缘学科，着重研究恶性肿瘤（癌症）的发生与遗传和环境因素的关系。

肿瘤遗传学主要包括 3 个方面的内容：①恶性肿瘤易患性的遗传背景。②遗传物质的变化或遗传信息表达的异常同恶性肿瘤发生的关系。③以遗传学的方法分析环境中导致恶性肿瘤发生的因素。肿瘤遗传学的研究不仅可以为肿瘤的发生提供理论基础，也可以为恶性肿瘤的诊断和防治提供线索。

一、肿瘤遗传学的发展

1866 年，法国外科医生皮埃尔・保尔・布罗卡报道了他妻子家系中的 24 名女性成员中有10例乳腺癌患者及多名其他癌症患者，这种癌症在一个家系中的聚集现象可延续几个世代。此后的一系列关于癌家族的报道引起了人们对恶性肿瘤遗传背景的注意。

1960年，美国医学家P. C. 诺埃尔和D. A. 亨格福德在慢性粒细胞白血病患者的骨髓细胞中发现费城1号染色体（Ph1染色体），这种标记染色体的发现启发人们用细胞遗传学的方法探寻恶性肿瘤和染色体畸变的关系。

20世纪70年代初，美国生化遗传学家A.G. 克努森提出了恶性肿瘤发生的两次突变假说，认为恶性肿瘤必须经过两次突变才能形成。在此基础上，1976年H. L. 林奇系统地总结了前人的研究成果并出版了专著《肿瘤遗传学》。

20世纪80年代初，随着遗传工程和哺乳动物细胞体外转化技术的应用，细胞癌基因被发现，其功能得到逐渐阐明，使得肿瘤遗传学的研究有了突破性的发展。

二、研究方法

（一）系谱调查

癌家族的系谱调查较难进行，最著名的是G家族的调查资料。学者们1895年发现这个家族高发腺癌（子宫癌和结肠腺癌），1913年才首次报道这个家族。经过80多年共五次系谱调查，直到1976年这一家族几个支系已延续了7个世代共842名成员，从调查结果中得出了腺癌在这个家族中的遗传规律和特征。在此期间，其他癌家族也被相继报道。

（二）双生儿法

双生儿肿瘤发病情况的研究对识别遗传因素和环境因素在肿瘤病因中的作用有重要意义，但进行这一研究也有一定困难，因为双生儿在人群中数量不多，而双生儿患癌者更少，但是双生儿法的研究可以为肿瘤遗传学研究提供宝贵的资料。例如在77对患白血病的双生儿中，单合子双生儿患病的一致率很高，而胃癌和乳腺癌患病的一致率在单合子双生儿和双合子双生儿之间却无统计学上的差异。双生儿法在肿瘤遗传学研究中的重要性在于：①可以利用单合子双生儿发生肿瘤的一致性来判断遗传因素在各种肿瘤中的重要性；②可以利用双生儿肿瘤发生的不一致性来判断环境因素在肿瘤发生中的作用。

（三）流行病学调查

不同肿瘤在不同人种、不同民族、不同地理环境的流行病学调查是肿瘤遗传学研究中的常用方法。例如，白种人的淋巴细胞白血病发病率远较黄种人高；黑种人很少患睾丸癌、黑色素瘤和皮肤癌，但其多发性骨髓瘤的发病率比白种人高；日本人患松果体瘤比其他国家或地区高 11 ～ 12 倍；中国人鼻咽癌的发病率远较世界上其他国家或地区的人要高，特别是广东籍汉族人。流行病学调查的结果可以用来绘制各种肿瘤的地理分布图，为肿瘤遗传学的研究提供背景资料，其中移民的肿瘤发病率调查可以提供肿瘤发生与遗传和环境关系的可靠依据。

（四）细胞遗传学方法

染色体畸变是恶性肿瘤细胞的重要细胞遗传学特征，除常见的超二倍体、亚二倍体、多倍体等染色体数目畸变外，还可见到各种类型的染色体结构异常。有些结构异常的染色体可作为某种肿瘤的特征性染色体，这种染色体称为标记染色体，如慢性粒细胞白血病的 Ph1 染色体、视网膜母细胞瘤的 13q– 染色体、Burkitt 淋巴瘤的 14q+ 染色体和肾母细胞瘤的 11q– 染色体等。此外，还可通过肿瘤细胞染色体核型的统计分析和染色体的消长来观察肿瘤细胞系的演变。

（五）免疫学方法

人类组织相容性抗原（HLA）和肿瘤的相关性常被应用于肿瘤遗传学的研究。例如鼻咽癌是一种与 HLA 密切相关的肿瘤，Bw46 单倍型的个体患鼻咽癌的危险性较大，All 的个体患鼻咽癌的危险性较小。

（六）遗传背景

1. 单基因遗传的肿瘤

人类恶性肿瘤中只有少数种类是按单基因方式遗传的，这些单基因遗传肿瘤的特点是发病年龄小且双侧发生或多发性，如遗传性视网膜母细胞瘤、神经母细胞瘤、肾母细胞瘤和嗜铬细胞瘤等是以常染色体显性方式遗传的。在动物实验中发现同一外界致瘤因素刺激下，不同基因型的动物发病率不同。人类某些肿瘤有明显的家族遗传倾向，如结肠多发性息肉、视网膜母细胞瘤、神经纤维瘤、肾母细胞瘤等。也有一些患者有肿瘤家族史，父母兄弟姐妹易患肿瘤，但肿瘤类型可各不相同。肿瘤家族史或遗传因素在肿瘤发病中仅是一种易感性，作为环境致癌因素作用的基础。

某些单基因遗传的综合征常和肿瘤的发生联系在一起。在人类 3000 多种单基因遗传性疾病中，有 240 多种综合征有不同程度的患肿瘤倾向，肿瘤是该综合征的组成部分。这类单基因遗传病属遗传性癌前疾病，常被称为遗传性肿瘤综合征，大部分按常染色体显性方式遗传，部分属常染色体隐性或 X 性连锁遗传，如家族性结肠息肉病、基底细胞痣综合征、多发性内分泌腺肿瘤综合征等。

2. 多基因遗传的肿瘤

多基因遗传的肿瘤大多是一些常见的恶性肿瘤，这些肿瘤的发生是遗传因素和环境因素共同作用的结果。例如多基因遗传的乳腺癌、胃癌、肺癌、前列腺癌、子宫颈癌等，患者一级亲属的发病率显著高于其他群体的发病率。

3. 染色体畸变与肿瘤

先天性染色体异常疾病与恶性肿瘤的发生也密切相关，例如先天愚型（唐氏综合征）患者易患白血病，克兰费尔特综合征患者常伴发男性乳腺癌，特纳氏综合征患者易发卵巢癌。此外，还有一些以自发性染色体断裂和重组为特征的常染色体隐性遗传疾病，如毛细血管扩张性共济失调综合征、着色性干皮病、范科尼贫血和卢布姆综合征等，这些疾病的患者极易发生皮肤癌、白血病和淋巴肉瘤。

（七）遗传机理

1. 染色体不平衡假说

染色体不平衡假说认为染色体异常是癌变的原初变化，各种因素造成细胞的不对称分裂而使子细胞内遗传物质分布不平衡，从而影响基因的正常功能，是肿瘤发生的原因。肿瘤细胞遗传学的研究表明，除慢性粒细胞白血病的 Ph1 染色体等是特征性染色体外，一般肿瘤细胞的染色体变化较大，在同一种肿瘤的不同细胞系由不同的核型组成，但是通过同一肿瘤细胞的大量显带核型分析仍然可以看到一些结构异常的染色体在某种肿瘤内出现是非随机的。

2. 两次突变假说

通过调查视网膜母细胞瘤家系和研究发病情况，A. G. 克努森认为肿瘤可分为两种类型：一种是非遗传型肿瘤，这是由体细胞连续发生两次突变而形成的；另一种是遗传型肿瘤，其中两次突变的前一次发生在患者亲代的生殖细胞中，后一次发生在患者的体细胞中。第一次突变是肿瘤的始动过程，第二次突变是促进过程。两次突变假说已被不少学者接受并不断予以补充和完善，可用于解释各种遗传型肿瘤和非遗传型肿瘤形成的机制。

3. 转化基因假说

转化基因假说认为正常细胞转化为恶性细胞是由一种所谓转化基因（Tr）决定的，正常情况下转化基因被调节基因所阻遏。转化基因假说可以看作是二次突变假说的补充和发展。

4. 癌基因假说

20 世纪 80 年代，与病毒癌基因同源的 DNA 顺序在人类和动物细胞中被发现，称为原癌基因。这些基因在正常细胞中转录活性较低或虽有转录但对细胞无害。原癌基因被活化成为癌基因后便大量地转录，或者发生突变后便转录出异常的产物，这两种情况都会导致细胞癌变。这方面的研究将为肿瘤发生的原因提供重要的理论依据，并对肿瘤防治具有潜在的应用意义。

第六节　肿瘤播散

恶性肿瘤在生长和发展过程中向邻近器官或组织直接蔓延和向远处转移，破坏邻近器官或组织的过程称为肿瘤播散。肿瘤播散是恶性肿瘤最重要的生物学特性之一，也是恶性肿瘤难以根治的主要原因和常见的致死原因。肿瘤播散包括肿瘤的侵袭和转移，是一个复杂、多步骤、有序的级联过程，转移的前提是肿瘤细胞对周围间质的侵袭和在周围间质中的浸润性生长，侵袭和转移的根本区别在于播散出去的肿瘤细胞与原发性肿瘤是否保持连续性，而并不在于播散的远近或播散范围的大小。一般而言，侵袭的距离近、范围小。侵袭和转移是同一过程中的两个不同阶段，侵袭是转移的前奏，转移是侵袭的结果。

一、肿瘤的侵袭

侵袭是指恶性肿瘤的瘤细胞离开原发性肿瘤，向周围组织直接蔓延，浸润和破坏邻近正常组织和器官。肿瘤侵袭是肿瘤播散的第一步，其标志是肿瘤细胞突破基底膜。癌细胞通常沿阻力较小的周围组织浸润，如组织间隙、淋巴管、血管和浆膜面或黏膜面。肿瘤外科手术时必须将肿瘤连同周围一定范围内的正常组织一并切除。

（一）肿瘤侵袭的主要途径

（1）沿组织间隙：肿瘤细胞侵入周围组织后，一般都在阻力较小处增殖生长，如沿阻力较小的疏松结缔组织、神经周围间隙生长，后者是前列腺癌、涎腺腺样囊性癌常见的浸润特征。如遇阻力较大的致密结缔组织、软骨和骨组织时，癌细胞则可沿其他疏松组织浸润。

（2）沿淋巴管：癌细胞沿淋巴管生长蔓延，如黑色素瘤的瘤细胞沿真皮淋巴管播散形成放射状黑线或卫星小结。淋巴管渗透可进一步导致肿瘤淋巴转移。

（3）沿血管：瘤细胞浸润肿瘤内毛细血管和微小静脉，并进一步沿管壁蔓延或在管腔内形成瘤栓，后者成为血道转移的根源。

（4）沿浆膜面或黏膜面：主要沿浆膜下或黏膜下间隙向周围组织浸润。沿黏膜浸润较为罕见。

（二）肿瘤侵袭的步骤和机制

肿瘤侵袭的机制尚未完全明确。瘤细胞不断增殖，肿瘤体积逐渐增大，肿瘤组织内部压力增高，有利于瘤细胞向压力低的方向运动。同时，瘤细胞可演进为侵袭力强的亚克隆群。以上皮性恶性肿瘤为例，肿瘤侵袭的步骤和机制大致如下。

1. 癌细胞分离

细胞之间的细胞黏附分子（如钙黏附蛋白）水平下降，导致癌细胞黏附降低而相互分离。

2. 癌细胞附着基膜

癌细胞能产生较多的层粘连蛋白受体，与基膜的层粘连蛋白结合，使癌细胞附着于基膜。

3. 降解细胞外基质

细胞外基质（ECM）是由胶原蛋白、蛋白多糖和非胶原糖蛋白 3 种大分子组成的结缔组织三维网状结构，这种结构中的大分子与细胞互相黏附，影响细胞的形态、分化、功能以及细胞内外的信息转换。附着基膜的癌细胞分泌的各种蛋白溶解酶（组织蛋白酶、Ⅳ型胶原酶、尿激酶型纤溶酶原激活物等）能溶解 ECM 成分，如纤连蛋白、层粘连蛋白、Ⅳ型胶原纤维和蛋白多糖，造成基膜缺损，使癌细胞进入周围组织。此外，癌细胞也能诱导成纤维细胞和巨噬细胞等产生蛋白溶解酶，促进 ECM 溶解。

4. 癌细胞移出

癌细胞通过其阿米巴样运动从基膜的缺损处游出，癌细胞及周围正常细胞分泌的一些具有趋化或趋触作用的因子，能够影响癌细胞的运动方向和行为。此外，癌细胞还能通过自分泌机制产生移动因子，进一步介导其移出过程。

5. 肿瘤血管形成

癌细胞和宿主的内皮细胞等产生血管内皮生长因子和碱性成纤维细胞生长因子等，诱导血管形成，进一步促进肿瘤的侵袭和转移。癌细胞抵达血管壁，可以相似的方式侵袭血管。

二、肿瘤的转移

转移是指恶性肿瘤细胞脱离原发性肿瘤，通过各种转移途径，到达继发组织或器官后得以继续增殖生长，形成与原发性肿瘤相同性质的继发性肿瘤的全过程。转移是恶性肿瘤的基本生物学特征，是临床上绝大多数肿瘤患者的致死因素。

（一）肿瘤转移的主要途径

1. 淋巴转移

淋巴转移是肿瘤尤其是癌的常见转移途径。肿瘤细胞穿透淋巴管壁，经淋巴液运行，最先到达引流的第一站淋巴结，以后依次到达较远的淋巴结。例如，乳腺癌首先转移到同侧腋窝淋巴结，继之转移到锁骨下淋巴结和锁骨上淋巴结。有时可跳跃式到达较远的淋巴结，如乳腺癌首先出现锁骨上淋巴结或对侧腋窝淋巴结转移。偶尔由于引流的淋巴管阻塞，可逆行转移。位于躯体中线的肿瘤，可向两侧淋巴结转移。有时淋巴结转移可为隐匿性癌的首发症状，如甲状腺乳头状微癌原发病灶的直径仅数毫米，首先表现为颈部淋巴结转移。瘤细胞到达淋巴结后，先聚集于边缘窦，在此生长繁殖，然后经皮质窦、髓窦累及整个淋巴结。受累淋巴结肿大，质地变硬，切面常呈灰白色。肿瘤引流区淋巴结在一定程度上对癌转移具有免疫屏障作用。

2. 血道转移

血道转移是指在周围间质中浸润的肿瘤细胞穿过血管内皮细胞间隙，在血管内形成瘤栓。肿瘤细胞穿透血管壁，经血液运行到远隔部位形成转移灶。大多数肿瘤先有淋巴结转移，进而引起血道转移，但肉瘤则常经血道转移。肝和肺由于分别是门静脉血和腔静脉血回流的终点站，因此是血道转移的常见部位。根据原发性肿瘤和瘤栓的部位确定肿瘤细胞扩散的途径，血道转移可分为以下 4 种类型：①肺静脉型。肺原发性肿瘤或转移性肿瘤侵犯肺静脉分支，经肺静脉到达左心房，然后经体循环到达全身。②腔静脉型。原发性肿瘤位于上腔、下腔静脉引流区，瘤细胞经腔静脉运行至右心房，并由此进入两肺。③门静脉型。胃肠道肿瘤的癌细胞常经门静脉首先到达肝脏，由此经肝静脉或腔静脉到达两肺。④椎静脉型。椎静脉系统在椎内静脉和椎外静脉之间相互交通形成静脉丛，其分支伸入椎管内，向上通至颅脑，向前经椎间孔与胸、腹、腰、骶等处奇静脉属支以及体壁和肋间静脉属支相吻合。由于椎内静脉丛广泛交通，且椎内静脉和椎间静脉又缺乏静脉瓣或瓣膜结构不全，血液可成为人体上下各处肿瘤转移的通路，这一机制可解释某些患者在没有肺转移的情况下，却出现中轴骨和（或）脑转移的现象。

3. 种植性转移

种植性转移是指体腔内器官的肿瘤蔓延至器官表面时，肿瘤细胞即可脱落下来，随体腔内的液体像播种一样种植于其他体腔器官的表面，在体腔内形成转移灶。这是胸腔、腹腔和颅腔脏器恶性肿瘤的一种常见播散方式，最常见于腹腔器官，如胃肠道癌引起的卵巢转移瘤可早于原发癌而成为首发症状。种植性转移有以下 3 种形式。

（1）浆膜面种植性转移：以腹膜最为常见，其次为胸膜、蛛网膜下隙（腔）或脑室，偶见于心包腔或睾丸鞘膜。胸腔、腹腔内脏器官的肿瘤穿透浆膜后，肿瘤细胞脱落、种植到其他器官或组织形成继发性肿瘤。由于重力作用，胸腔的肺癌常种植于肋膈角，腹腔的胃癌、肠癌和肝癌常种植于盆腔底部。

（2）黏膜面种植性转移：呼吸道、消化道、泌尿生殖道的表面均有由完整的上皮细胞组成的保护层，其各自的解剖和生理特点不利于瘤细胞停留和存活，故黏膜面很少发生种植性转移。临床上见到各腔道的多发性肿瘤，应首先考虑为多中心性生长或黏膜下淋巴管蔓延。

（3）接触性种植性转移：上唇癌偶可通过接触而种植性转移到下唇。在诊断和治疗过程中，携带肿瘤细胞的手术器械或橡皮手套等可造成医源性自身接种性的肿瘤种植性转移，这种医源性种植转移虽不多见，但应引起注意，以杜绝其发生。

（二）肿瘤转移的分子机制

肿瘤转移包括多个步骤，被形象地称为多阶梯瀑布过程。目前已知肿瘤的侵袭和转移与肿瘤黏附分子表达的改变、基底膜蛋白的降解、肿瘤转移相关基因及其他相关的癌基因、抑癌基因密切相关。

1. 细胞黏附分子

细胞黏附分子是指由细胞产生、介导细胞与细胞间或细胞与基质间互相接触和结合的众多分子的统称。黏附分子大多为糖蛋白，分布于细胞表面，正常细胞之间的连接通过细胞黏附分子维持组织的完整性。黏附可分为同质性黏附和异质性黏附。同质性黏附是指相同细胞之间的黏附，如肿瘤细胞与肿瘤细胞之间的黏附。异质性黏附通常是指肿瘤细胞与宿主细胞和宿主基质之间的黏附。在肿瘤侵袭和转移过程中，一方面，某些黏附分子表达减少，使细胞间同质性黏附减弱，肿瘤细胞脱离与周围细胞的附着，这是肿瘤浸润及转移的第一步；另一方面，肿瘤细胞表达的某些黏附分子使已进入血液的肿瘤细胞与血管内皮细胞及内皮下的基底膜产生异质性黏附，穿出血管壁的肿瘤细胞与实质细胞产生异质性黏附，这些都是肿瘤转移的重要因素。黏附分子种类繁多，钙黏附蛋白和整合素是与肿瘤侵袭和转移关系最为密切的两种。

（1）钙黏附蛋白：是一类介导细胞间黏附作用的跨膜糖蛋白，其功能依赖于钙的存在。关于上皮－钙黏附蛋白的研究最多，其主要参与上皮细胞之间的联系，具有转移抑制作用。上皮－钙黏附蛋白的表达水平与肿瘤细胞的分化程度、侵袭能力、恶性程度密切相关。据报道，大肠癌、乳腺癌等多种肿瘤细胞上皮－钙黏附蛋白分子表达明显减少或缺失，可导致细胞侵袭与转移能力的增强。在恶性程度低的乳腺癌细胞中，上皮－钙黏附蛋白分子的表达水平明显高于在恶性程度高的乳腺癌细胞中，而且其表达水平与腺管数量成正比。

（2）整合素家族：是一类膜镶嵌蛋白，是由两个亚单位通过非共价结合形成的异二聚体复合物，亚单位的变异使整合素形成一个庞大的家族。整合素作为细胞表面受体，在细胞信号转导过程中起重要作用，与肿瘤细胞的侵袭和转移密切相关。整合素家族黏附分子在肿瘤细胞中的表达水平有明显改变，表达数量既可减少或缺失，也可增多，分布极性也可能不同于正常细胞。整合素分子在肿瘤细胞表达变化的不一致可能与整合素分子的不同作用有关。同一种黏附分子可以在转移和附着两个不同的过程中发挥作用。

2. 蛋白降解相关分子

蛋白降解相关分子在上皮细胞或内皮细胞的基底部以基底膜的形式存在，在细胞间黏附结构以间质结缔组织的形式存在。肿瘤的侵袭与转移是一个包含蛋白合成与降解的主动动态过程。其中，基底膜胶原的降解是肿瘤侵袭的重要早期事件，它不但依赖于蛋白酶的种类和数量，还同蛋白酶与其抑制物之间的平衡有关。研究表明，在卵巢癌、肺癌、前列腺癌、胰腺癌等多种恶性肿瘤中基质金属蛋白酶（MMP）的活性程度与肿瘤的侵袭和转移潜能关系密切，而 MMP 的活性可被多种组织金属蛋白酶抑制物（TIMP）抑制。

（1）MMP：是一组能水解 ECM 的蛋白裂解酶，因其需要锌等金属离子作为辅助因子而得名。同一种 MMP 可降解多种 ECM 成分，而某一种 ECM 成分又可被多种 MMP 降解，但不同酶的降解效率可不同。MMP 几乎能降解 ECM 中的各种蛋白成分，破坏肿瘤细胞侵袭的组织学屏障，在肿瘤侵袭与转移中起关键性作用，从而在肿瘤侵袭和转移中的作用日益受到重视，被认为是该过程中的主要蛋白水解酶。ECM 主要包括以下几个种类：①间质胶原酶，又称基质金属蛋白酶 -1（MMP-1），其功能是降解Ⅰ、Ⅱ、Ⅲ型胶原。②Ⅳ型胶原酶，又称明胶蛋白酶 -2（MMP-2），可降解 J 型、F 型胶原及降低明胶活性。③基质溶解素，又称蛋白多糖酶 -3（MMP-3），可降解众多基质，包括蛋白多糖、弹力蛋白、纤维连接蛋白和层粘连蛋白等。④膜型基质金属蛋白酶（MT-MMP)，表达于细胞膜上，主要作用是激活 MMP-2 酶原，并具有直接降解 ECM 的作用。

（2）TIMP：可抑制 MMP 与 MT-MMP、MMPs 的活性及相互关系，决定 ECM 的降解和合成之间的平衡与否，决定肿瘤侵袭与转移的潜能。

3. 肿瘤转移相关基因

随着肿瘤分子生物学技术的发展，人们逐渐分离并克隆出一些肿瘤转移基因与转移抑制基因，并对这些基因的调控因子及其在转移过程中的作用机制进行深入的研究。

（1）肿瘤转移抑制基因：凡是能抑制肿瘤转移形成的基因均可命名为肿瘤转移抑制基因。抑癌基因主要是抑制肿瘤细胞的恶性表型，而肿瘤转移抑制基因主要是抑制肿瘤细胞的转移表型。目前已经分离出以下 2 种能抑制肿瘤转移的基因：① nm23 基因，是肿瘤转移抑制的最佳代表，位于人类第 17 号染色体长臂上，其基因家族由 nm23-H1 和 nm23-H2 组成。很多动物肿瘤模型都证实 nm23 RNA 在转移性肿瘤中表达下调，nm23 基因的表达与患者的预后或肿瘤的淋巴结转移有关。② KAI-1 基因，又名 CD82。研究发现，KAI-1 基因表达水平下降与肿瘤细胞间、细胞与基质间黏附力减弱，体内外侵袭能力增强密切相关。

（2）肿瘤转移基因：是指基因改变和表达能够促进或导致肿瘤转移的基因，主要包括有 MTA-1 基因、TIAM-1 基因。① MTA-1 基因是从人乳腺癌细胞系中分离出的转移相关基因。对食管癌、胃癌和肠癌临床标本的分析显示，MTA-1 基因的高表达与肿瘤细胞的基膜浸润、淋巴结转移密切相关。② TIAM-1 基因是从 BW5147 小鼠 T 淋巴瘤中分离出的转移相关基因，在正常组织（大脑、睾丸除外）中不表达或低表达，而在不同来源的肿瘤组织中大量表达。该基因表达产物可促进肿瘤的侵袭和转移。

（三）肿瘤转移的治疗策略

基于肿瘤转移的分子机制，目前针对肿瘤转移的治疗策略主要聚焦于调控相关基因（如 TIMP 等）、抑制黏附分子（如 aVp3）以及抗血管生成等关键环节，其中，部分已进入临床试验阶段。

第二章 头颈部肿瘤

第一节 鼻咽癌

一、概述

鼻咽癌是我国常见的恶性肿瘤之一，其中在华南地区发病率最高。鼻咽癌的发病因素至今尚未完全明确，可能与 EB 病毒感染、遗传因素、进食腌制食物等有关。虽然鼻咽腔解剖结构较为简单，但是鼻咽邻近的结构较为复杂和重要。鼻咽部正对后鼻孔，是鼻腔的直接延续，是咽部最宽的一部分。由后鼻孔到软腭游离缘的平面即为鼻咽腔，横径 4 cm，垂直径 4 cm，前后径 2 cm。鼻咽癌的肉眼形态可分为结节型、菜花型、黏膜下浸润型和溃疡型等。我国的病理组织类型主要是低分化鳞癌（非角化型鳞癌）（占 85% ～ 90%），高分化鳞癌（角化型鳞癌）（占 5%），未分化癌（占 5%），其他类型的癌 (占 5%)，包括腺癌、腺样囊性癌（圆柱瘤）、黏液表皮样癌、恶性多形性腺瘤、恶性混合瘤等。最常用的分类方法是 WHO 对鼻咽癌的分类方法：1 型，代表高 – 中高分化鳞癌；2 型，代表非角化型癌，包括移行细胞癌和淋巴上皮癌；3 型，代表未分化肿瘤，包括淋巴上皮癌、间变癌、透明细胞癌和梭形细胞癌。目前一致认为分期对预后意义重大。病理分型对预后的意义仍有争议。有些回顾性分析研究表明组织学类型可以影响局部控制情况以及生存率，但也有个别研究表明它们之间没有联系。鼻咽癌最常见的是颈部淋巴结转移。在头颈部肿瘤中，颈部淋巴结转移具有最高的远处转移倾向，远处转移的发生部位依次为骨、肝和肺等。局部晚期鼻咽癌在根治性放疗（未行化疗）后很容易出现孤立性局部复发。

二、病因

1. EB 病毒

1966 年，有学者在鼻咽癌患者的血清中检测到 EB 病毒的抗体。随后的前瞻性研究表明，EB 病毒衣壳蛋白抗原 IgA 抗体、抗 EB 病毒 DNase 的中和抗体升高在鼻咽癌高发区是鼻咽癌具有特异性，能够有效预测鼻咽癌的发生。例如，研究发现，上述两类抗体均呈阳性的人群，其鼻咽癌的发病风险是抗体阴性人群的

32.8 倍（95% CI：7.3 ～ 147.2）。最近有研究证实，从 EB 病毒血清学呈阳性到鼻咽癌发病有约 3 年的窗口期。此外，还有研究报道，EB 病毒的抗体水平除了与鼻咽癌的发病存在着剂量反应关系，其抗体的波动状态也与鼻咽癌的发病存在明显的相关性。抗体水平持续上升组的发病风险最高，风险比（HR）为 21.3（95% CI：7.1 ～ 64.1）；其次为稳定组，HR 为 6.2（95% CI：2.2 ～ 17.8）；持续下降组的风险最低，HR 为 1.5（95% CI：0.2 ～ 11.4）。以上结果提示，EB 病毒的持续激活与鼻咽癌的发病密切相关。目前发现，许多因素可造成 EB 病毒的激活，如环境致癌物质和免疫缺陷等。虽然世界上 90% 以上的人群均感染过 EB 病毒，但是并不是感染了 EB 病毒都会发展成鼻咽癌，这意味着鼻咽癌的发生应是多因素作用的结果。

EB 病毒如何进入上皮组织的机制目前尚未明确，在体外的动物模型中尚未发现 EB 病毒进入鼻咽上皮细胞的途径。尽管有大样本的前瞻性研究证实了 EB 病毒抗体呈阳性的人群比呈阴性的人群具有较高的患癌风险，但是，从感染到发展成为癌症的机制过程尚未明确。

2. 咸鱼等腌制食品

鼻咽癌最强的且常被证实的危险因素之一是食用咸鱼。在我国南方地区以及中等鼻咽癌风险地区（如东南亚和北极），人们主要用盐保存鱼类及其他食品，这类食物也是常用的断奶食品。这些食物含有一种在动物中已知的致癌物质 N-亚硝胺及其前体物质。在不同的人群中，成年后每天食用咸鱼者与没有或很少食用咸鱼者相比，发生鼻咽癌的相对危险度为 1.8 ～ 7.5。在断奶期或幼儿期每天或每周都食用咸鱼者与从未或少有食用者相比，发生鼻咽癌的相对危险度为 1.1 ～ 37.7。

与此相反，多食用新鲜水果和蔬菜可降低 30% ～ 50% 患鼻咽癌的风险，原因可能与维生素 C 和维生素 E 的抗氧化和抗亚硝胺特性有关。

3. 吸烟与饮酒

一些前瞻性流行病学研究显示，长期吸烟是鼻咽癌的一个危险因素，并且每天吸烟的量和吸烟的年限与鼻咽癌的发病率呈正相关并有剂量反应关系。总之，吸烟人群患鼻咽癌的风险为不吸烟人群的 2 ～ 6 倍。但需要说明的是，吸烟主要是 WHO 分型Ⅰ型鼻咽癌患者的危险因素，在 WHO 分型Ⅱ型及Ⅲ型鼻咽癌患者中并不存在联系。近几年美国鼻咽癌患病率有所下降，有可能是吸烟率降低的结果。然而吸烟导致的鼻咽癌却不如肺癌或喉癌等显著，可能是因为鼻咽上皮细胞对烟草中的致癌物质不如其他部位的上皮细胞敏感，或是鼻咽部的烟草致癌物质含量低于其他呼吸道部位。

无论在中国还是在美国，绝大多数研究都认为饮酒与鼻咽癌的发病并不相关，在新加坡的前瞻性研究也证实了这一点，但也有少数病例对照研究发现了阳性结果。这些结果的不一致性有可能是由实验设计、人群的易感性以及混合因素导致的。

4. 遗传易感性的作用

鼻咽癌的流行病学特点表明，遗传因素在鼻咽癌的发生发展中起着重要作用。许多研究聚焦于 HLA 分子在鼻咽癌中的潜在致病机制，这类分子参与呈递外来抗原（包括病毒多肽），以便免疫系统有针对性地溶解被感染的细胞。由于 EB 病毒基因几乎存在于所有鼻咽癌患者中，携带呈递 EB 病毒抗原能力的 HLA 等位基因的个体，其患鼻咽癌的风险可能增加；而携带呈递 EB 病毒抗原能力较弱的 HLA 等位基因的个体，其患鼻咽癌风险较低。目前有研究报道，HLA-A2、Bw46 和 B17 可使鼻咽癌的发病风险增加 2 ～ 3 倍，而 HLA-A11、B13 和 A2 可降低 1/3 ～ 1/2 的发病风险。

流行病学研究还确定了一些相关基因的多态性与患鼻咽癌的风险相关联。这些基因包括来自细胞色素 P4502E1（CYP2E1）的纯合子变异体、谷胱甘肽 S- 转移酶 M1（GSTM1）无效等位基因和 T 细胞受体多态性（TCR）、多聚免疫球蛋白受体（PIGR）、候选肿瘤抑制基因 GX6 和 DNA 修复基因 hOGG1、XRCC1，相对危险度为 2.0 ～ 5.0。CYP2E1 和 GSTM1 分别参与亚硝胺和香烟烟雾的代谢，其病因学作用可能会因环境暴露的差异而有所不同。

5. 职业暴露

甲醛是一种公认的可引起啮齿类动物鼻腔癌的致癌物。对多个流行病学研究结果的 Meta 分析显示，甲醛的暴露与鼻咽癌的发生呈显著的相关性，并有剂量反应关系。2004 年，国际癌症研究机构已将甲醛认定为鼻咽癌的致病因素。

鼻咽部容易吸附中等大小（5 ～ 10 μm）的尘粒。多个流行病学研究发现，暴露于木尘工作环境中的人患鼻咽癌的风险增高，并且和暴露的时间、数量呈剂量反应关系。此外，还有报道发现暴露于高温及有燃烧物工作环境中的人群鼻咽癌的发病率增高。但在鼻咽癌高发地区上述职业暴露因素的暴露比例过低，尚不能解释高发地区为何有如此高的发病率。

6. 慢性上呼吸道疾病

大多数流行病学研究显示，慢性耳、鼻、喉疾病以及上呼吸道疾病的人群患鼻咽癌的风险约为普通人群的 2 倍。这可能是由于这些部位的细菌可以促使硝酸盐转变为亚硝酸盐，从而致癌。

7. 微量元素

近年来，关于微量元素与肿瘤关系的研究已经引起广泛重视。有关的流行病学调查、动物实验和致癌机制的研究报道日益增多。这些调查发现，高发地区居民的米、饮用水和头发中镍的含量显著高于低发地区。在高发地区，鼻咽癌患者体内的镍含量也高于正常人。流行病学调查还发现，微量元素锌、铬与鼻咽癌的发病也呈正相关，而镁、钙和锶与鼻咽癌的发病呈负相关。

有研究证明，镍能促进致癌物在大鼠中诱发鼻咽癌。然而，动物实验还难以说明化学致癌物在人类鼻咽癌发生中所起的作用，因此镍在鼻咽癌的发病过程中起直接作用还是间接作用，目前还不得而知。

当然，鼻咽癌的致癌因素是复杂多样的，不能单纯地从微量元素进行研究，微量元素在体内的水平会受到多方面的影响，如存在着个体差异、人体内的代谢水平各异、其他协同因子的作用等。

8. 心理社会因素

在现代社会，随着生物医学模式向生物—心理—社会医学模式转变，社会心理因素越来越受到人们的关注，社会心理因素在很多疾病及亚健康状态中起着重要作用。对于鼻咽癌的发病，一般情况下适量的心理社会因素通过机体自我适应和代偿调节机制而得以缓冲，故不产生健康损害；而强烈的心理社会因素作为一类特殊的致病因素，通过影响体内的内分泌和免疫功能而对包括鼻咽癌在内的恶性肿瘤的发生、发展和康复转归产生非特异性的影响。

鼻咽癌作为一种身心疾病，也应该是应激反应和其他因素共同作用的结果。有研究者将 50 例鼻咽癌患者与健康人 1∶1 配对后发现，得分较高的负性生活事件诱发鼻咽癌的相对危险性是对照组的 2.55 倍。国内的生活事件测评报告也发现婚姻不完整、屡遭挫折、亲人早逝等不良生活事件均为癌症发生的危险因素。

三、病理

病理组织学、免疫病理学和电子显微镜观察表明，绝大部分鼻咽癌起源于鼻咽腔被覆的黏膜上皮，少数来源于黏膜下腺体腺上皮。免疫组化染色观察鼻咽癌组织表达角蛋白，显示鼻咽癌细胞对角蛋白抗体均呈不同程度的阳性反应，提示鼻咽癌绝大多数起自黏膜上皮。电子显微镜可观察到肿瘤有鳞癌的特征，即表现有或多或少的胞质内细纤维丝束和桥粒结构，有不同程度的鳞状分化特征；同时可观察到癌细胞质内保留着柱状上皮细胞分化的痕迹，还可见发育不良的光面内质网和高尔基器结构。这些也支持鼻咽癌起源于被覆的黏膜上皮这一研究结论。

鼻咽黏膜由正常状态转化为癌是一个极其复杂的过程，目前认为有两大主要因素参与鼻咽癌的癌变过程，即鼻咽上皮细胞的遗传变异（内因）和环境因素（外因）。这两种因素的互相作用促进了鼻咽癌的发生、发展，在形态学上也体现出多阶段、多步骤的特点，从而在组织学上表现出癌前病变和癌变两个主要变化。正常鼻咽黏膜发展至浸润癌主要经历以下不同阶段。

1. 单纯性病变

单纯性病变包括单纯性增生和单纯性鳞状化生。

（1）单纯性增生：鼻咽黏膜的假复层纤毛柱状上皮、鳞状上皮和移行上皮在炎症刺激下，均可发生单纯性增生。主要表现为上皮基底细胞层数增多（3 ～ 5 层），但增生的细胞大小、形态和核染色质比较一致。

（2）单纯性鳞状化生：指鼻咽黏膜的假复层纤毛柱状上皮化生为鳞状上皮。化生的鳞状上皮和正常的非角化黏膜鳞状上皮形态基本相似，细胞无明显异型性。需要指出的是，鼻咽黏膜的这类单纯性病变并不是鼻咽癌的癌前病变，一旦引起单纯性增生或（和）鳞状化生的原因得到清除，鼻咽黏膜就会转归到正常状态。

2. 不典型增生和异型鳞状化生

不典型增生和异型鳞状化生属于鼻咽癌的癌前病变。鼻咽黏膜不典型增生是指增生的假复层纤毛柱状上皮基底细胞呈异型性改变，主要表现为基底细胞层数明显增多、细胞大小不一、细胞核浆比例增大、核仁明显、异染色质分布不均。异型鳞状化生是指由假复层纤毛柱状上皮鳞状化生的鳞状上皮表现出一定程度的不典型增生，其形态也与一般的鳞状上皮不典型增生类似，主要表现为细胞层次增多、增生的细胞异型性明显等。鼻咽上皮的不典型增生的分级与宫颈上皮的基本类似，即异型增生的上皮占据上皮层的 1/3、2/3 或全层，分别视为轻度、中度和重度不典型增生。

3. 恶性病变

恶性病变是指病变发展为原位癌和浸润癌。

四、转移

1. 颈部淋巴结转移

（1）转移部位和转移率。鼻咽癌的颈部淋巴结转移率非常高（60.3% ～ 81.6%），其中约 1/2 为双侧颈部淋巴结转移。颈部淋巴结肿大为鼻咽癌最常见的初发症状，约 40% 的患者以颈部淋巴结肿大为首发症状到医院就诊。部分患者甚至在未发现鼻咽部异常时就已有颈部淋巴结转移。颈部淋巴结最常见的转移部位为颈深上组。在一组病例分析中，各组淋巴结转移率分别为颈深上前组 53.45%、颈深上后组 31.36%、颈深下组 15.76%、颈后三角组 18.48%、锁骨上组 14.71%、其他组（包括颌下、颏下、腮腺下）0.18%。

（2）转移途径。从解剖学角度来看，鼻咽癌的颈部淋巴结转移应按下列途径进行：鼻咽原发病灶→咽后淋巴结→茎突后间隙内绕动脉鞘后方→高位的颈深上淋巴结（也称 Krause 组）→颈侧上方的颈一、颈二腹肌组或颈深上后组淋巴结→颈深下组或颈后三角内副神经链组淋巴结→锁骨上窝颈横动脉链淋巴结，而颈浅组淋巴结转移是不应早期发生的。

但临床上，除常见以上途径转移外，偶尔也可见一些特殊方式的转移。①全颈淋巴结转移：可表现为各组淋巴结肿大互不相连，边界清楚；或先是颈深上组淋巴结肿大，以后在原位迅速发展，形成巨大硬实的肿块，占据全颈，无法分组辨认。②“跳跃式”转移：即上颈区无肿大淋巴结而只出现下颈区或锁骨上窝内淋巴结肿大，也可在原发病灶对侧先出现颈部淋巴结转移而同侧不发生转移或较迟才出现转移。③皮肤浸润：部分患者在颈深上组淋巴结受累后向表浅淋巴管浸润，致使皮下淋巴管堵塞而出现皮肤水肿，呈橘皮样变。④少数病例可先出现腮腺区域或颈后淋巴结肿大，而此时未见其他颈组淋巴结肿大。⑤一般情况下，即使全颈淋巴结受累，肿块巨大也无吞咽或呼吸困难，而少数病例虽然肿块并不巨大，但是可向深部浸润、压迫，发生吞咽困难或呼吸困难。

（3）颈部淋巴结转移的临床表现。最典型的表现是颈深上淋巴结肿大，但由于浅面有胸锁乳突肌覆盖，且为无痛性肿块，初发时常不易被发现。开始呈无痛性、活动性的小结节，逐渐增大，发展至后期可与周围组织粘连、浸润，固定并与皮肤粘连，发生溃破；也可向下颈、锁骨上窝扩展。临床上，无特别原因地出现无痛性的颈深上淋巴结肿大，特别是经消炎治疗后未消退且逐渐增大者，应高度警惕是否有鼻咽癌发生。

颈部淋巴结转移与远处转移有一定的关系，即颈部淋巴结转移范围广泛、肿块较大的下行型和混合型患者，其远处转移率较高，转移的时间也较早。颈部淋巴结的大小及范围是临床分期的重要内容，是决定预后的重要因素。

2. 远处转移

鼻咽癌因癌细胞分化程度低、恶性程度高，所以发生远处转移率高，是治疗失败、患者死亡的主要原因之一。

（1）转移部位和转移率。鼻咽癌在确诊时的远处转移率在20世纪60年代时为2.80%，70年代时为1.10%，80—90年代初时由于CT扫描和骨扫描设备的广泛应用，上升为4.2%。在一组100例的Ⅲ、Ⅳ期患者中，远处转移率为14%，个别病例甚至以远处转移的症状或体征为初发症状而就诊。而在一组702例放疗后观察5年以上的病例中，因癌症死亡者293例，其中因远处转移死亡者167例，远处转移率为23.8%，占死亡病例的56.9%。

鼻咽癌可转移至全身各个部位，但以骨、肝、肺居多，且多个器官同时发生转移者居多。在上述167例放疗后远处转移病例中，有广泛器官转移（多处）81例，骨转移34例，肝转移29例，肺、纵隔转移22例，脑转移1例。在一组80例影像学确诊为远处转移的病例中，转移至骨47例次、肺29例次、纵隔10例次；在骨转移的47例次中，共有91块骨受累，其中脊椎40块（包括颈椎1块、胸椎22块、腰椎10块、骶椎7块）、肋骨27块、骨盆9块，其余为股骨、肱骨和胸骨。梁伯强等报告50例尸检结果，有远处转移38例，其中22例为多处转移，转移部位频数为：骨28例次、肝27例次、肺21例次、脾5例次、甲状腺2例次，胸壁、喉、食道、横结肠、卵巢各1例次。以上研究说明鼻咽癌是一种倾向于骨转移的肿瘤。

（2）影响远处转移的因素。①病理类型：鼻咽癌绝大部分（95%以上）属于恶性程度高的未分化癌和低分化癌，缺乏癌巢边间质多糖和嗜银物质包裹，癌细胞易于向周围组织转移扩散；初诊时临床Ⅲ、Ⅳ期患者占半数以上，病理观察发现Ⅰ、Ⅱ期患者癌实质内的成分以单纯型（单一癌型成分）多见，Ⅲ、Ⅳ期患者以混合型（2种以上成分）多见（$P<0.05$），而且Ⅰ、Ⅱ期患者间质反应以淋巴细胞为主型多见，Ⅲ、Ⅳ期患者以纤维为主型多见（$P<0.01$），放疗后观察证实混合型和纤维为主型的预后不佳，远处转移发生率也较高。②颈部淋巴结转移：颈部淋巴结转移灶的大小和扩散范围与远处转移密切相关。临床观察发现，有颈部淋巴结转移的下行型鼻咽癌患者和上下行型鼻咽癌患者，倾向于远处转移；而发展到晚期仍没有颈部淋巴结转移的上行型鼻咽癌病例却极少发生远处转移。③机体免疫功能状态：淋巴细胞转化率正常人为（45.9±9.8）%，鼻咽癌患者为（32.9±8.9）%，如以30%为界，发现淋巴细胞转化率在30%以上者，其放疗后5年生存率明显高于30%以下者（$P<0.01$）。E-玫瑰花环形成试验中，正常人为（50.9±5）%，鼻咽癌患者降至39%。检测巨噬细胞的吞噬功能时，正常人的吞噬活性百分比为（62.77±1.38）%，吞噬指数为0.058±0.049，鼻咽癌患者的分别为（38.6±1.94）%

和 0.618 ± 0.34。鼻咽癌患者免疫水平变化还表现在随着 T 分期的提高，IL–10 水平也升高，IL–10 可作为鼻咽癌 T 分期的生物学指标。另有研究发现，鼻咽癌患者外周血 Th1 型细胞因子的水平比正常人低，而其 Th2 型细胞因子的水平较正常人高。鼻咽癌患者放疗后外周血 IL–2 的水平明显低于放疗前。以上多项指标检测均反映鼻咽癌患者免疫状态较低下，可能为影响预后的因素之一。

（3）鼻咽癌发生远处转移的途径。①当鼻咽癌颈部淋巴结转移累及至锁骨上窝时，癌细胞经右颈淋巴总干，可从右颈静脉角、锁骨下静脉角处进入静脉，经左颈淋巴总干，则进入胸导管，再从左颈静脉角进入静脉，然后经血流至肺部，进入大循环而向全身各处转移。②当鼻咽癌原发病灶直接侵及椎静脉时，可通过椎静脉、肋间静脉、腰静脉和盆底静脉转移至脊椎、肋骨和骨盆等处。

（4）转移灶的临床表现。鼻咽癌好发的转移部位为骨、肝、肺。在 209 例接受治疗的远处转移的鼻咽癌患者中，单纯骨转移 71 例、单纯肺转移 43 例、单纯肝转移 49 例、多器官转移 31 例、其他部位转移 15 例（纵隔淋巴结转移 6 例、腋窝淋巴结转移 3 例、腹主动脉旁淋巴结转移 3 例、脾转移 2 例、皮肤转移 1 例）。

①骨转移。骨转移灶常表现为局部恒定部位的疼痛和压痛。但往往要在出现疼痛 2 ～ 3 个月后骨质发生较明显变化后进行 X 线检查或 CT 扫描才能发现。骨转移 X 线表现可以是溶骨型、成骨型和混合型（二者兼有）。溶骨型占多数，成骨型表现为有肿瘤性新生骨，形状以斑块状居多。核素骨扫描可在出现临床症状前 2 ～ 3 个月发现转移灶，但骨扫描的假阳性结果较多（骨外伤、炎症等同样可出现核素浓集），临床上应结合多方面因素综合考虑。

②肺转移、纵隔转移。早期常无症状，有症状者以咳嗽、血丝痰和胸痛较多，也可出现声嘶，后期可出现胸腔积液和严重呼吸困难。肺转移多为双侧性，呈散在多结节状（此点有别于原发性肺癌），一般转移灶由小至大时，其模糊的边缘变得更清楚，密度也增至中等。X 线检查或 CT 扫描可发现肺转移灶、纵隔转移灶及病灶范围。

③肝转移。病情发展迅速，临床上常表现为肝区疼痛，肝肿大硬实或呈结节状，往后发展出现肝功能下降及全身情况迅速恶化，临床表现与原发性肝癌相似，B 超和 CT 检查有助于诊断（多显示肝部多发性占位性病变，这点与原发性肝癌的单个病灶有区别）。

鼻咽癌在临床出现远处转移之前，部分患者可有长期低热（腋下体温超过 37.3 ℃，昼夜间波动在 1 ℃以内，持续 2 周以上）。观察 800 例住院患者，发现有这种发热者 130 例，占 16.25%，其中出现远处转移者 69 例，占 53.08%。12 例发热原因不明，住院后反复检查未发现病灶，其中 5 例在门诊复查过程中有 4 例相继被证实有远处转移；另 7 例半年后死亡。因此，对于持续性发热的鼻咽癌患者，应做全面检查，如未发现发热原因且应用抗生素无效时，需考虑有远处转移的可能。

五、临床表现

鼻咽癌可仅以颈部肿块为表现而没有其他临床症状，有些仅通过体检时的 EB 病毒血清学检测，怀疑为鼻咽癌后再经鼻咽组织活检确诊。鼻咽癌的临床表现主要为鼻咽肿物和肿物侵犯的部位产生不同的症状和体征，以及颈部肿块和脑神经受累产生相应的症状和体征。

1. 颈部肿块

颈部淋巴结转移率为 60% ～ 86%，其中以上颈部淋巴结转移为最多，双侧颈部淋巴结转移率为 30% ～ 50%。

2. 鼻咽肿物局部侵犯与临床表现

（1）口咽受侵：吞咽受阻，呼吸不畅，张口可见肿物或黏膜下隆起。

（2）鼻腔侵犯：从后鼻孔侵入鼻腔，有鼻塞、鼻出血、呼吸不畅等表现。

（3）眼眶侵犯：视物模糊、复视、视力下降、眼眶胀痛、眼球外突。

（4）颞下窝受侵：从咽旁蔓延至颞下窝，可致面麻、张口困难和颞区隆起。

（5）鼻咽肿瘤局部继发感染：可有脓血涕、臭味、头疼、出血、发热等表现。

（6）鼻旁窦、颅底骨和颅内侵犯：主要以头痛和 12 对脑神经受累相应部位神经麻痹为临床表现。

六、诊断

1. 症状

部分鼻咽癌早期患者可没有任何症状和体征。大部分患者可出现涕血、头痛、鼻塞、鼻出血、耳鸣、听力下降和面麻或咽喉不适。

2. 体征

鼻咽肿物、颈部肿块和脑神经受侵的临床表现。

3. 辅助检查

（1）鼻咽活检：有鼻咽出血倾向和高血压的患者应慎重进行。

①间接鼻咽镜活检：通过间接鼻咽镜直接看到鼻咽肿物的部位后，可经口或

鼻腔直接钳取肿物活检。

②直接纤维鼻咽镜活检：有条件的机构可用直接纤维鼻咽镜活检，这种方法可直接观察肿瘤部位并进行精准取样，活检部位准确、可靠，尤其对张口困难及咽反射敏感患者的活检更方便。但活检所取得的组织较少，阳性率相对较低。

③鼻咽细针穿刺：一些黏膜下肿瘤的患者可通过此方法获得病理诊断。

（2）EB 病毒血清学检查：EB 病毒衣壳蛋白抗原滴度≥ 1∶10，EB 病毒早期抗原（EA）滴度≥ 1∶5，EB 病毒脱氧核糖核酸酶（DNA 酶）滴度≥ 25% 等，可协助诊断。

（3）MRI 扫描：首选 MRI 扫描检查，应包括鼻咽、颅底及颈部。应用 T_1W、T_2W 和 Gd-DTPA 增强后对 T_1W 序列进行轴位、矢状位和冠状位的扫描，对诊断鼻咽癌的黏膜下浸润，以及对腭帆提肌、腭帆张肌、咽旁间隙、咽颅底筋膜、颅底骨质和颅内的侵犯程度了解得更清楚。鼻咽肿瘤的 MRI 信号强度均匀。肿瘤的 T_1W 信号强度较肌肉低，T_2W 呈偏高信号，Gd-DTPA 增强后有明显强化。若肿瘤侵犯骨髓腔，T_1W 信号强度会明显降低。

（4）CT 扫描：对不能做 MRI 检查的患者行 CT 检查。对于了解鼻咽癌的侵犯范围及对周围结构的侵犯情况，CT 扫描比临床检查更有优越性，尤其是对咽旁、颅底和颅内的侵犯。增强扫描对颈动脉鞘区肿瘤侵犯、海绵窦侵犯和颈部淋巴结转移的诊断更有帮助。检查部位应包括颅底、鼻咽和颈部。

（5）其他辅助检查：包括肝、脾、腹部肿块超声检查，胸片或胸部 CT，肝肾功能检查，血常规等。WHO 分类 2 ～ 3 型 /N_2 ～ N_3 的肿瘤患者，可能需要行 PET 和（或）CT 检查及骨 ECT 检查，以诊断有无远处转移。

七、鉴别诊断

鼻咽癌除有鼻咽部原发癌引起的症状与体征外，还可出现颈部肿块及颅神经损害症状。典型鼻咽癌的诊断并不困难，但临床上也经常会遇到一些类似的症状和体征，使诊断面临一定的困难。

1. 鼻咽腺样体肿大

鼻咽腺样体肿大好发于青年，以 30 岁以下患者最为多见。位于鼻咽顶壁中央的淋巴组织称咽扁桃体或腺样体，表面光滑呈正常黏膜色泽，常左右对称伴数条纵行沟把整个腺体分成橘瓣状。腺样体增生时体积增大，表面隆起，“橘瓣”分裂成凹凸不平的结节状，但纵行沟仍清晰可见。一旦产生溃疡、出血则难以鉴别，需病理活检才能确定其性质。MRI 检查时腺样体一般边界清晰，不会对邻近组织产生侵袭破坏，肌间隙、椎前间隙及咽旁间隙均结构清晰，颅底骨质正常。明显的腺样体增生者，可合并颈部淋巴结反应性增大。

2. 鼻咽增生性结节

鼻咽增生性结节好发年龄为 20 ～ 40 岁。鼻咽顶前壁可发生孤立性结节，也可发生多个结节。结节直径一般为 0.5 ～ 1.0 cm，表面覆盖一层淡红色黏膜组织，与周围黏膜的色泽相似，往往很难与癌变区别，病理活检为鼻咽淋巴组织增生，有时可发生癌变。

3. 鼻咽结核

鼻咽结核不多见，好发年龄为 20 ～ 40 岁，可形成浅表溃疡或肉芽状隆起，表面分泌物多而脏，常见于顶壁，可累及整个鼻咽腔。常伴有颈部淋巴结结核及肺结核，鼻咽活检可明确诊断。CT 检查可见黏膜面不规则增厚，粗糙不平，有时可伴有咽后壁脓肿形成，也可伴有颅底骨质广泛破坏。

4. 鼻咽潴留囊肿

鼻咽潴留囊肿好发于鼻咽顶壁，如半粒黄豆大小，表面光滑、半透明，用活检钳压迫时有波动感，活检时可有乳白色液体流出。

5. 鼻咽血管纤维瘤

鼻咽血管纤维瘤以青年人多见，男性明显多于女性，主要症状为鼻塞及反复出血。鼻咽镜下可见肿物表面光滑，黏膜呈红色或深红色，有时可见表面有扩张的血管，触之质韧实。鼻咽血管纤维瘤无淋巴结转移，可向鼻腔及颅内发展，破坏颅底，引起颅神经损伤症状，也可侵犯至颊部及颞下窝，与鼻咽癌难以鉴别，可行 EB 病毒血清学检测、CT/MRI 检查、动脉造影等鉴别，临床上一旦疑为鼻咽血管纤维瘤，切忌轻易活检，以免造成严重出血。

6. 鼻咽恶性淋巴瘤

鼻咽恶性淋巴瘤好发于 20 ～ 50 岁，男性多于女性。以坏死为主的外周 T 细胞性淋巴瘤（以往称恶性肉芽肿），常发生在鼻腔、鼻咽、上腭的中线区，病变处呈糜烂、溃疡状，表面附有灰黄色分泌物并伴有恶臭，鼻中隔、硬腭溃烂穿孔。鼻咽恶性淋巴瘤常合并咽淋巴环的环内和环外组织受累，分别以扁桃体和鼻腔受累最为常见，而邻近的深部组织和颅底骨质受累少见。颈部淋巴结肿大常见，MRI 检查显示上淋巴结信号均匀，边界清晰，包膜外浸润和中心坏死少，可有发热、盗汗、消瘦等全身症状。肿块型肿瘤以 B 细胞非霍奇金淋巴瘤多见，浸润型肿瘤以 NK/T 细胞非霍奇金淋巴瘤多见。对疑难病例做鼻咽活检可鉴别。

7. 咽部肿瘤

咽部肿瘤腮腺深叶肿瘤和神经鞘瘤均可由咽旁向鼻咽部突起，使鼻咽侧壁和咽部出现肿块，与黏膜下浸润型的鼻咽癌类似。一般情况下根据临床经验、CT 检查以及穿刺活检可做出诊断。

八、治疗

鼻咽癌治疗的目的是有效提高鼻咽原发病灶和颈部淋巴结转移灶的控制率，降低局部肿瘤的复发率和远处转移率，并提高患者的生存质量。临床治疗方案根据 T、N、M 分期亚组而异，而不仅仅是总的分期。早期鼻咽部肿瘤（T_1、N_0、M_0 或 T_{2a}、N_0、M_0）患者可采用鼻咽部的根治性放疗（无化疗）+ 颈部的预防性放疗。早期肿瘤采用标准分割照射，其总剂量至少达 70 Gy 才有可能控制肉眼可见的肿瘤病灶。此类肿瘤的局部治疗有效率可达 80% ～ 90%，而 T_3 ～ T_4 肿瘤的仅为 30% ～ 65%。

联合使用放疗和铂类药物化疗已被证实对肿瘤的局部控制率可从 54% 增加到 78%。加用化疗也可减少局部、区域和远处复发的概率。此外，顺铂一次剂量分开到数天使用可在取得相同的抗癌效果的情况下减少毒副作用。

推荐 T_1 ～ T_{2a}、N_1 ～ N_3 和 T_{2b} ～ T_4、任何 N 期（Ⅱ、Ⅲ、ⅣA、ⅣB 期）的肿瘤使用“联合化疗（顺铂）+ 放疗”。少数出现颈部残留病灶并且此前原发病灶达 CR 的患者，应行颈部淋巴结清扫术。有远处转移（Ⅳ期）的患者初始治疗应该包括铂类药物联合化疗方案。如果能取得 CR，可对原发病灶以及颈部淋巴结给予单独根治性放疗（未予化疗）。要控制早期的肿瘤，至少需要标准分割的总剂量为 70 Gy 的照射。有远处转移且铂类药物治疗无效的患者，可改用紫杉醇、卡铂和吉西他滨三联疗法。同样，西妥昔单抗 + 卡铂也可能对铂类化疗无效的复发或转移的鼻咽部肿瘤有效。吉西他滨单药或联合顺铂也可能有效。

靶向治疗是肿瘤治疗的主要方向。一般认为头颈部肿瘤的表皮生长因子受体（EGFR）表达率较高，可达 90% 左右。鼻咽癌也呈高表达，原发性肿瘤活检标本经免疫组织化学法检测鼻咽癌的 EGFR 表达率约为 80%。已有多项研究表明 EGFR 高表达，预示着肿瘤对放疗和化疗的抗性增加，并且是不良预后因素。在 Bonner 等报道的西妥昔单抗联合放疗一线治疗局部进展期的头颈部鳞癌的Ⅲ期临床试验研究中，放疗联合西妥昔单抗组较单独放疗组延长了总生存期（54 个月 vs 28 个月，P=0.02），提高了 2 年局部疾病控制率（54% vs 48%，P=0.02）。2010 年，该研究的 5 年结果显示，放疗联合西妥昔单抗组和单纯放疗组患者的中位生存期分别为 49 个月和 29.3 个月，5 年生存率分别为 46% 和 36%（P=0.018），进一步验证了联合西妥昔单抗治疗的优势。一项 EGFR 单抗 – 尼妥珠单抗加放疗同步治疗晚期鼻咽癌的多中心前瞻性Ⅱ期临床研究结果显示，对于 EGFR 高表达的鼻咽癌病例，“放疗 + 尼妥珠单抗”较单独放疗可提高 3 年总生存率（84.29% vs 77.61%，P ＜ 0.05），并且不良反应少。2007 年，国家食品药品监督管理局批准将尼妥珠单抗作为晚期鼻咽癌与放疗同时使用的单抗。推荐在晚期鼻咽癌的治疗中使用“放疗 + 尼妥珠单抗”方案。此外，也有关于表皮生长因子受体酪氨酸激酶拮抗剂拉帕替尼、吉非替尼或厄洛替尼，抗血管内皮生长因子单抗贝伐珠单抗等分子靶向药物治疗头颈部鳞癌临床试验研究数据的报道。

九、预后

鼻咽部肿瘤患者治疗后，推荐的随访内容包括定期体检和甲状腺功能的评估（每 6 ～ 12 个月检测促甲状腺激素兴奋试验水平）。在 20% ～ 25% 接受颈部放疗的患者中可检测出促甲状腺激素兴奋试验水平增高。治疗后推荐对原发病灶和颈部进行影像学检查以了解基线情况，如体检发现可疑症状或体征应再进行影像学检查。如有指征，言语、听力、吞咽功能检查及康复治疗可能对患者有帮助，建议患者戒烟。

第二节　舌癌

一、概述

舌癌是口腔颌面部最常见的恶性肿瘤之一，占全身癌的 0.8% ～ 2.0%，占头颈部癌的 5.0% ～ 15.5%，占口腔癌的 32.3%，居口腔癌之首。舌癌多数为鳞癌，特别是在舌前 2/3 部位；腺癌比较少见，多位于舌根部；舌根部有时也可发生淋巴上皮癌及未分化癌。中国舌癌发病的中位年龄在 50 岁左右，比欧美的偏早。男性患者较女性患者多，男女之比为（1.2 ～ 1.8）：1。

舌癌经治疗后 5 年生存率为 30% ～ 50%，其预后与病变分期关系尤为密切，早期舌癌 5 年生存率可在 90% 以上。此外，舌癌的预后与淋巴结转移以及舌癌的位置、大小、侵犯程度、范围、性别、年龄有关，如舌尖部癌除较晚期外，一般预后较好；有颈部淋巴结转移的 5 年生存率为 21.4%，无转移的为 50%。

二、病因

舌癌的病因至今尚未完全明确，多数认为其发生与环境因素有关，如热性损伤、慢性损伤、紫外线、X 线及其他放射性物质。例如，舌及颊黏膜癌可发生于残根、锐利的牙尖、不良修复体等的长期、经常刺激部位。此外，神经精神因素、内分泌因素、机体的免疫状态以及遗传因素等都被发现与舌癌的发生有关。

三、病理

大多数舌癌是从正常黏膜上发生，一开始就是癌，少数是从良性病变转变而成，如从白斑转变而成。除舌尖腹面黏膜下有少数腺体聚集外，舌体黏膜下无腺体，因此舌体癌中 95% 以上为鳞癌，而腺癌占 5% 以下。舌根黏膜下分布着相对多的腺体，因此舌根癌中腺癌的比例要高许多，有报道说可达 30%。舌根黏膜有许多结节状淋巴组织，称为舌扁桃体，属咽淋巴环的一部分，淋巴瘤常发生于此。因此鳞癌、腺癌、淋巴瘤在舌根均易见到。

四、临床表现

（1）肿瘤多发生于舌缘，其次为舌尖、舌背及舌腹等处，可有局部白斑病史或慢性刺激因素。

（2）常为溃疡型或浸润型，生长快，疼痛明显，浸润性强。

（3）可有舌运动受限、进食及吞咽困难。

（4）早期常发生颈部淋巴结转移。

五、诊断

1. 病史

舌高危部位：舌缘、舌尖、舌背和舌腹等处长时间不愈的溃疡、新生物，可有局部白斑、红斑病史或残冠等慢性刺激因素。

肿物生长迅速、疼痛，导致舌运动受限，进食及吞咽困难。

有无同侧或对侧颈部肿物，有无吸烟、酗酒、咀嚼槟榔史，患者年龄、性别、家族肿瘤史。

2. 体格检查

（1）局部检查：主要是对舌黏膜的色、形、质进行视诊、触诊。重点检查高危部位，如舌缘、舌尖、舌腹等。肿瘤相应部位常有慢性刺激因素存在，如残根、残冠或不良修复体，也可存在白斑等癌前病损。

肿瘤常为溃疡型或浸润型肿物，质硬、边界不清、压痛、疼痛明显，可放射至耳颞部及半侧头面部。肿瘤浸润至舌神经和舌下神经时，可有舌麻木及舌运动障碍，出现说话、进食及吞咽困难。检查有无继发感染。应确定肿物范围，检查有无浸润生长，病变是否单侧或越过中线，是否侵犯舌根、口底、牙龈以及下颌骨等邻近组织区域。记录病变的大小，计算肿物体积。

此外，因为舌体具有丰富的淋巴管和血管，并且舌的机械运动频繁，所以舌癌转移较早且转移率较高，还需重视全颈部的细致查体，避免遗漏。舌癌颈部转移一般遵循逐级转移的规律，前哨淋巴结的检查尤为重要，以颈深上淋巴结最多见，但也不能忽略肿瘤的“跳跃”转移。舌前部的癌多向颌下及颈深上、中群淋巴结转移；舌尖部癌可转移至颏下或直接转移至颈深中群淋巴结；舌根部的癌不仅可转移到颌下或颈深淋巴结，还可能向茎突后及咽后部的淋巴结转移，舌背或越过舌体中线的舌癌可向对侧颈部淋巴结转移。

（2）全身检查：检查并记录患者的体位、精神状况、营养程度以及体温、心率、血压等。晚期舌癌患者可出现贫血、消瘦等症状，如发生咳嗽、咯血、胸痛等，要考虑肿瘤肺部转移的可能。除一般常规全身体查项目外，应重点检查可能需要进行移植修复舌癌术后缺损的组织瓣部位，如胸大肌、前臂等处；评估诸多影响修复效果的供区条件，如皮肤的色、质、皮下组织、肌肉量、血供状况以及供区取瓣后对外形、功能的影响。记录患者的身高、体重，计算其体表面积，方便化疗时精确给药剂量。

3. 辅助检查

（1）血液检查：血常规一般无异常，晚期患者常有红细胞减少、血沉加快等改变。

（2）常规 X 线检查：通过下颌曲面断层片了解颌骨骨质破坏情况，胸片检查了解肺部有无转移灶。

（3）B 超检查：评估转移淋巴结的大小、形态、数目及与颈部重要血管的关系。声像图示转移淋巴结多呈圆形、低回声，有时回声不均。

（4）CT 检查：CT 的软组织分辨率较低，很难显示小的或舌体部的肿瘤，主要显示肿物浸润范围，是判断骨皮质受侵的最佳手段，表现为骨皮质中断或侵蚀。正常舌 CT 表现为以舌中隔、正中线、正中缝为中线，双侧结构对称，夹以斜纵行条带状低密度区，为舌肌间脂肪组织且位置大小均较对称。舌癌 CT 典型表现为舌类圆形低或略高密度区，增强呈环形或不均匀性强化。增强扫描协助判断颈部转移淋巴结的内部结构、数目及是否侵犯颈动脉、颈静脉，如有侵犯，术前应做颈动脉切除的准备。

（5）MRI 检查：具有软组织分辨率高、多平面及多序列成像的特点，可显示软组织病变的全貌并能立体定位，可早期显示病变，并在对血管的侵犯以及肿瘤的分期方面优于 CT，是口咽部较好的影像检查手段。根据 MRI 信号和形态改变很容易发现舌癌，增强扫描可进一步明确肿瘤范围，并可根据强化随时间变化的曲线鉴别肿瘤组织学性质。各类舌癌可有不同的 MRI 信号特点及侵犯方式，可根据 MRI 信号特点推断其组织学性质。鳞状上皮癌以舌体部较多，T_1WI 与肌肉信号类似，T_2WI 信号较高，发生囊变坏死时信号不均匀，常见直接周围侵犯与淋巴结转移。腺样囊性癌囊变成分更多，T_2WI 信号增高显著，向周围侵犯方式与鳞癌类似。淋巴瘤多位于舌根部，边界较清晰，呈中等长 T_1、长 T_2 信号，且多较均匀，常伴淋巴结肿大，不直接侵犯深层组织。在评价肿瘤向外侵犯或淋巴结增大方面，上述异常 MRI 信号明显不同于正常组织，加上血管间隙动静脉的流空效应，使其准确反映舌癌的直接外侵和淋巴结转移情况。MRI 对骨皮质及较少骨松质受侵并不敏感。总之，舌癌影像学检查的主要目的是了解肿瘤的侵犯范围及有无淋巴结或远处转移，在显示舌癌及向周围软组织扩散和淋巴结转移方面，MRI 优于 CT，但 CT 能较好地显示骨质受侵情况。

（6）PET 检查：可特异性鉴别肿瘤或炎症性淋巴结。在检出颈部转移淋巴结的敏感性和特异性方面，PET 较 CT 和 MRI 更优，PET-CT 兼能提供病变精确定位。

（7）病理活检：是舌癌定性的诊断标准。于阻滞麻醉下在正常组织与肿物交界处切取 0.5 ～ 1.0 cm 组织送检，缝合不用过紧，尽早拆除。病理确诊后尽快手术。

（8）多普勒超声：对欲行血管吻合的游离组织瓣修复术后缺损患者，可行多普勒超声检查，探明供区、受区的动脉、静脉分支走向、血流状况，确保手术成功。

六、鉴别诊断

1. 白斑

白斑是黏膜上皮增生和过度角化而形成的白色斑块，稍高于黏膜表面，患者自觉有粗涩感，可发生于颊、唇、舌、龈、腭等部位。舌黏膜白斑则好发于舌侧缘及轮廓乳头前的舌背部。其发生主要与吸烟、残牙及不合适假牙的刺激、营养障碍以及内分泌失调有关。一般可分为三度：Ⅰ度，白斑为浅白色，云雾状，质软，无自觉症状；Ⅱ度，白斑略高于黏膜表面，边界清晰，往往有浅裂，可有轻度不适；Ⅲ度，白斑应看作癌前病变，表现为白斑黏膜增厚，表面粗糙呈颗粒状或乳头状，局部有异物感，甚至灼痛。Ⅰ度、Ⅱ度白斑可行去除病因治疗或局部用药等治疗，Ⅲ度白斑则需要手术切除并做组织病理检查。

2. 结核性溃疡

结核性溃疡病变多发生在舌背，偶尔在舌边缘和舌尖，常与活动性肺结核伴发或有肺结核病史。表现为溃疡表浅、边缘不齐不硬、表面不平，常有灰黄污秽渗出液，自觉疼痛，有时多发。全胸片检查、抗结核诊断性治疗有助于鉴别诊断，必要时可做病理活检。

3. 乳头状瘤

乳头状瘤多发生于舌尖边缘，舌背、舌后少见，黏膜表面有细小乳头，外突，直径 2 ～ 4 cm，边界清楚，周围组织软，基底无浸润，需手术切除。

4. 纤维瘤

纤维瘤在口腔各部位皆可发生，通常生长于黏膜下层，大小不等，硬度不一，边界清楚，活动，生长缓慢，需手术切除并做组织病理检查。

5. 口腔创伤性溃疡

口腔创伤性溃疡多见于老年人，常由坏牙或不合适的假牙引起，好发于舌侧缘，溃疡的部位、外形与刺激物相对应。溃疡深，周围组织软，有炎性浸润，无实质性硬块。若拔去坏死或停用不合适的假牙，多可在短期内自愈，如 1 周后未见好转，需做组织病理检查以确诊。

6. 重型复发性口疮

重型复发性口疮可发生于口腔各处黏膜。凹形溃疡，为圆形或椭圆形，边缘整齐，质地较硬。患者感觉烧灼样疼痛，饮食、语言也受影响。病程反复，可以自愈。

7. 梅毒

梅毒的表现极为复杂，几乎可侵犯全身各器官，造成多器官的损害。一期梅毒主要损害为硬下疳或溃疡，是梅毒螺旋体最初侵入之处，并在此繁殖所致。典型的硬下疳为一无痛性红色硬结，触之硬如软骨，基底清洁，表面糜烂覆以少许渗液或薄痂，边缘整齐。损害数目大都为单个，也可为多个。通过接吻感染者，硬下疳可发生于唇、下颌和舌等部位，常伴有局部淋巴结肿大。未经治疗，硬下疳持续 2 ～ 6 周便自行消退而不留瘢痕。二期梅毒约 30% 的患者有口腔黏膜损害并产生黏膜斑，呈圆形或椭圆形的糜烂面，直径为 0.2 ～ 1.0 cm，基底红润，表面有渗出液或形成灰白色薄膜覆盖，内含大量梅毒螺旋体。二期梅毒的症状和体征一般持续数周便会自行消退。三期梅毒也可累及黏膜，主要见于口腔、舌等处，可发生结节疹或树胶肿。发于舌者可呈局限性单个树胶肿或弥漫性树胶浸润，后者易发展成慢性间质性舌炎，呈深浅不等的沟状舌，是一种癌前病变，应严密观察。有不洁性生活史者应行血清学检查、组织病理检查以确诊。

七、治疗

1. 治疗原则

舌癌的预防在于减少外来刺激因素，积极治疗癌前病变，提高机体抗病能力，加强防癌普查，做到早发现、早诊断、早治疗。舌癌确诊后，根据肿瘤组织学来源、分化程度、临床分期及全身情况，制定以手术为主的综合治疗方案。由于舌具有重要的发音、咀嚼等功能，所以应在尽可能减少患者功能障碍的基础上进行治疗。

2. 术前准备

排除手术禁忌证，请相关科室会诊，积极治疗影响手术的心血管、糖尿病等系统性疾病，并改善患者体质。术前嘱患者维护口腔卫生，治疗龋齿，行牙周洁治，使用漱口水含漱。与患者及其家属充分沟通，使其对疾病、治疗计划和预后知情，以得到其理解、配合。

3. 治疗方案

强调分期、个体化治疗，以手术为主，辅以化疗、放疗的综合治疗。舌癌具有较高的淋巴转移倾向，常较早出现颈部淋巴结转移，转移率为 40% ～ 80%，且部分转移淋巴结无肿大等临床体征，即隐性淋巴结转移，不易明确诊断，如未及时得到治疗，可导致术后延迟转移。因此对舌癌颈部淋巴结的防治应持积极态度，对无法确诊的淋巴结行选择性颈清扫可显著改善此类病例的预后，若待出现体征后再行治疗性颈清扫，疗效会大大降低。

舌癌各临床分期的治疗方案如下：

（1）0 期："原发病灶扩大切除术 + 颈部淋巴结"处理。颈部淋巴结可以有以下 3 种处理方法：①功能性颈部淋巴结清扫术，保留颈内静脉、副神经和胸锁乳突肌。由于可能存在隐匿性转移，因此在 cN_0 患者中也应进行预防性的全颈淋巴结清扫术。另外，舌癌常发生颈深中淋巴结转移，故一般不选择肩胛舌骨上颈淋巴结清扫术。②放疗。③由于 0 期病灶为原位癌，未突破基底膜，结合患者具体情况可以考虑密切随访观察，暂不行颈淋巴清扫。

（2）Ⅰ期："原发病灶扩大切除术＋颈淋巴结清扫术或舌颌颈联合根治术"。原发病灶直径小于 2 cm，可做距离病灶外 1 cm 以上的楔状切除并直接缝合，无须行舌再造。如肿瘤累及扁桃体、口底或侵犯颌骨，需行扁桃体切除、颌骨方块切除，切缘黏膜直接缝合，可不同程度影响舌体运动。

（3）Ⅱ期："原发病灶扩大切除术或组织瓣同期整复术＋颈淋巴结清扫术或舌颌颈联合根治术"。大于 2 cm 的病例，根据局部情况可行患侧舌大部或半舌切除。舌癌侵犯范围较广泛者应根据情况扩大切除范围，如将口底甚至下颌骨一并切除。舌为咀嚼、吞咽、语言的重要器官，舌体缺损 1/2 以上时，应同期行舌再造术，主要根据缺损大小选择应用前臂皮瓣、舌骨下肌群皮瓣、股薄肌皮瓣、胸大肌皮瓣或背阔肌皮瓣等组织瓣修复。舌体缺损大于 1/3 者，一般采用皮瓣、薄的肌皮瓣修复，以利于恢复舌的外形、舌运动及语言等功能。其中前臂游离皮瓣具有血管走行较恒定、质地柔软、厚薄适当、易于塑形、血管吻合成功率高等特点，是舌缺损最常用的皮瓣。舌体缺损不小于 2/3 者，多为较晚期病例，为了保证手术根治，往往需要切除舌体肌及舌外肌群，甚至需合并切除下颌骨体部，术后组织缺损较大，需较大组织量修复。胸大肌肌皮瓣为多功能皮瓣，血供丰富，血管走行较恒定，易于切取，抗感染能力强，成功率高，可提供足够的组织量，是较大舌体缺损修复常用的肌皮瓣。但因其皮瓣肥厚，影响舌体术后的灵活性，术后语言功能较其他皮瓣修复差。如需行同期血管吻合组织瓣整复，应在颈清扫术中预留保护受区血管，如将支配组织瓣运动神经与舌下神经进行吻合以获得动力性修复，可在一定程度上改善术后舌体功能。如肿瘤侵犯越过中线，还需行对侧颈淋巴结清扫术，此时应尽量保留一侧颈内静脉，防止颅内压升高。

（4）Ⅲ～Ⅳ期："术前化疗、放疗＋舌颌颈联合根治术＋组织瓣同期整复术＋术后化疗、放疗"。由于放疗可能受区血管损伤导致组织瓣血管吻合失败，同时影响术后创区愈合，因此术前诱导化疗（PVP、PM 方案）更为常用。有肿瘤远处转移的患者，采用化疗、放疗等姑息治疗，一般不宜手术。

八、术后观察及处理

1. 一般处理

使患者取平卧头侧位，及时清理口腔内唾液及渗出液，防止患者误吸，可于床边备气管切开包。持续低流量吸氧 12 ～ 24 小时，予以床边心电监护。

雾化吸入可减轻麻醉插管的咽喉部反应。气管切开者可根据患者恢复情况于术后 3 ～ 5 天进行堵管、拔管。拔管后创口放置油纱并用蝶形胶布固定，待其自行愈合。

颈部负压引流 3 ～ 4 天，密切观察引流是否通畅及颈部皮瓣贴合情况，记录引流量。一般术后 12 小时引流量不应超过 250 mL，引流量低于 30 mL 后拔出引流管，酌情换为胶片引流 2 ～ 3 天。负压引流时可仅以消毒敷料轻轻覆盖，无须加压包扎，以防皮瓣坏死。腮腺区可行颅颌绷带加压，防止涎瘘。

术后 24 小时禁食，根据当日需要量、丧失量及排出量酌情补液、调整电解质平衡，一般补液 2500 ～ 3000 mL，气管切开患者每天加 500 mL。24 小时后予鼻饲流质饮食，调整补液量。7 ～ 10 天停止鼻饲，14 天后进半流质饮食。

一般性预防性抗感染治疗 1 周；手术范围较大，同时植骨或同时进行较复杂修复者一般采用联合用药；手术前后感染严重或术创大、修复方式复杂者可根据临床和药敏试验选择有效的抗生素。

组织瓣整复患者应保持头颈部制动 1 周，保持室温为 20 ～ 25 ℃，皮瓣及蒂部忌加压包扎。自然光下密切观察皮瓣存活情况，及时判断血管危象，以尽早处理。游离皮瓣需抗凝治疗 7 ～ 10 天，带蒂皮瓣抗凝治疗 5 ～ 7 天，使用血管扩张和抗凝药物（如低分子右旋糖酐、阿司匹林）者，其用量及是否使用止血药物应根据患者具体情况灵活处理。

皮肤创口缝线 9 ～ 11 天间断拆除，舌部缝线 10 ～ 12 天拆除，以防裂开。

2. 并发症的观察及处理

（1）术后创区出血：术后创区 1 ～ 2 天的轻微渗血无须处理。如果较大管径血管术中未能妥善止血，可能因为患者原发或手术、麻醉后继发高血压未能得到控制而导致术后较严重的出血。表现为创区肿胀、血肿，创口持续性渗血，短时间内负压引流出大量新鲜血液，严重时可导致吸入性或阻塞性呼吸障碍而引起窒息，危及生命。此时应查明原因，果断处理：控制血压，打开创口寻找出血点并迅速止血、清除血肿。

（2）皮瓣血运障碍：血管吻合皮瓣的血管危象一般发生于术后 24 ～ 72 小时，动脉缺血表现为皮瓣苍白、皮温低、针刺不出血；静脉回流障碍表现为皮瓣淤肿、皮色暗紫。术后应严格头颈部制动，正确使用血管扩张剂及抗凝药物，密切观察皮瓣存活情况，一旦发现危象应在 6 ～ 8 小时内进行处理：切断吻合血管，清除淤血，重新吻合。带蒂皮瓣出现血运障碍时，可于其周围及蒂部进行松解、降压。血运障碍宜早发现、早处理，切勿犹豫、等待，否则会错过治疗时机，因为皮瓣坏死将不可避免。

（3）涎瘘：由术中腮腺下极未能严密缝扎导致，表现为引流出水样液体，淀粉酶试验呈阳性。可在腮腺区加压包扎，餐前口服或肌内注射阿托品，必要时重新打开颌下切口，对腮腺下极妥善缝扎，术后需放疗者可照射腮腺区 8 ～ 10 次，使之萎缩。

（4）感染：患者术后出现高热、白细胞总数升高、术区红肿热痛即可确诊。应积极予以抗感染处理，充分引流，可根据细菌培养药敏结果针对性使用抗生素。

（5）乳糜漏：发生乳糜漏是因为颈淋巴结清扫术损伤左侧胸导管和右侧淋巴导管，可见引流及锁骨创口流出白色混浊、水样液体。可拔除负压引流装置，换成胶片引流，加压包扎。必要时打开创口，行淋巴管残端缝扎。

九、出院后随访

（1）出院带药，口服抗生素 1 周。

（2）加强营养及支持治疗，饮食从流质、半流质逐渐向正常饮食过渡。

（3）切缘病理呈阳性或证实颈部淋巴结转移的患者，术后 5 周内进行化疗、放疗。放疗剂量需在 5000 cGy 以上，行组织瓣整复者不宜超过 7000 cGy，以免影响皮瓣存活。化疗方案同术前化疗，常用联合化疗，选用疗程短的冲击疗法，如 PVP、PM 等方案，每月 1 次，重复 5 ～ 6 个疗程。

（4）上肢功能训练，根治性颈淋巴结清扫术切除副神经可引起肩下垂及抬肩困难。

（5）定期门诊复诊，检查包括局部有无可疑溃疡、肿物，颈部有无肿块；可复查 CT、胸片，了解局部深处及肺等有无复发、转移。

十、预后

舌癌治疗后的 5 年生存率一般在 60% 左右，其预后主要与临床分期、病理分级、有无淋巴结转移和生长方式密切相关。T_1 期患者治疗后 5 年生存率可达 90%，无淋巴结转移患者的 5 年生存率比淋巴结转移患者的高 1 倍。

第三节　葡萄膜恶性黑色素瘤

一、概述

眼部肿瘤多为原发性，很少为转移性。眼部常发生的肿瘤为眼睑癌、泪腺瘤，以及眼内最常见的原发性恶性肿瘤——恶性黑色素瘤。儿童最常见的眼内肿瘤是视网膜母细胞瘤。

根据解剖部位，眼部肿瘤分为眼睑肿瘤、泪器肿瘤、眼眶肿瘤和眼球肿瘤。眼睑良性肿瘤以血管瘤和色素痣最为常见；基底细胞癌为最常见的眼睑恶性肿瘤，占眼睑恶性肿瘤的一半以上，国外（欧美白种人）更为多见，若治疗及时，5 年生存率可在 90% 以上。泪器肿瘤以泪腺肿瘤最为常见。眼眶肿瘤以血管瘤较常见。眼眶发生的恶性淋巴瘤多为非霍奇金淋巴瘤。眼眶绿色瘤是急性粒细胞性白血病的临床表现之一。眼球肿瘤主要发生在葡萄膜、视网膜和视神经盘，多为恶性，可破坏眼球，且常向眼球外扩展或向远处转移。身体其他部位的恶性肿瘤也可偶尔经血行转移到眼球内，有时可早于原发癌而首先出现。葡萄膜恶性黑色素瘤是成人最常见的眼内恶性肿瘤，视网膜母细胞瘤是儿童最常见的眼内恶性肿瘤。

葡萄膜恶性黑色素瘤占葡萄膜恶性肿瘤的 80% ～ 90%，多发生于 40 ～ 60 岁，多为单眼发病，男性多于女性，部分病例有遗传因素。

二、病因

葡萄膜恶性黑色素瘤的发生发展是一个涉及多因素、多阶段、多基因变异积累及相互作用的复杂过程。目前人们普遍认为癌基因和抑癌基因的异常表达导致细胞发生恶变，通常这些基因在细胞增殖、分裂和分化调控中发挥作用。

三、临床表现

根据肿瘤发生部位，可分为虹膜恶性黑色素瘤、睫状体恶性黑色素瘤和脉络膜恶性黑色素瘤；根据肿瘤形态表现，可分为局限性和弥散性两种，临床以前者多见。

1. 虹膜恶性黑色素瘤

虹膜恶性黑色素瘤较为少见，约占葡萄膜恶性黑色素瘤的 5%。临床表现为孤立的黑褐色或无色素结节，富有血管，增大后占据前房，阻塞房角，可向睫状体和巩膜发展并蔓延至眼球外。

2. 睫状体恶性黑色素瘤

睫状体恶性黑色素瘤约占葡萄膜恶性黑色素瘤的 10%，起源于睫状体，但常侵及虹膜根部和脉络膜前部。早期不易被发现，位于前部者在较早期即推虹膜向前，或使肿瘤相应部位的巩膜充血。继续发展侵犯虹膜，将晶状体推向侧方。局限者呈球形，弥漫发展者可呈环形。肿瘤早期即可向眼外蔓延；侵犯晶状体或睫状体时，出现屈光不正或调节障碍，有时早期即发生青光眼。

3. 脉络膜恶性黑色素瘤

脉络膜恶性黑色素瘤约占葡萄膜恶性黑色素瘤的 85%，病变部位不同，临床表现也各异。病变位于后极部者，早期即影响视力，可于早期被发现；位于周边者，早期症状不明显，以致发生视野缺损或继发性青光眼时才被发觉。典型的局限性病变，初期呈椭圆形或囊球状，病变一般只向周围扩张；一旦破坏了玻璃膜，形成蕈状突起，肿瘤继续增大，最后可充满眼腔。弥散性生长较缓慢，常早期向巩膜蔓延，通过巩膜导管向眼外扩展。晚期恶性黑色素瘤患者常易出现血行转移，多转移至肝、肺、肾等脏器。

四、诊断

葡萄膜恶性黑色素瘤恶性程度高，临床诊断需详细询问病史和家族史，以及做细致的眼部和全身检查，特别是脉络膜恶性黑色素瘤除常规检查外，还应行三面镜等检查。超声检查：B 超可见玻璃体腔内出现较密集的斑点状或蕈状声像，其前部回声光点较为密集。CT 扫描对脉络膜恶性黑色素瘤仅为辅助诊断方法，瘤体多不易被发现；增大后显示眼球内后部局限性增厚，呈半圆形高密度隆起，向玻璃体腔内突出。Goldmann 三面镜检查：可见隆起的脉络膜，表面散布色素斑点；同时可发现视网膜与脉络膜的双重血管网，并可在脱离的视网膜后面见到隆起的色素性肿块。

五、鉴别诊断

葡萄膜恶性黑色素瘤应与脉络膜痣、脉络膜血管瘤、脉络膜出血等鉴别。

1. 脉络膜痣

一般来说，良性黑色素瘤是静止性的，不隆起或微微隆起，表面视网膜及其血管无异常，裂隙灯显微镜光切面检查易于证实；视野如有缺损，应与肿瘤实际面积相符；超声波探查和 CT 扫描均属阴性，与恶性者不同。

2. 脉络膜血管瘤

脉络膜血管瘤多发生于眼底后极部的橘红色实性占位病变，隆起度不高，表面可有色素。超声检查孤立型在玻璃体内可探及扁平或半圆形实性隆起，与球壁回声紧密相连，内回声均匀，为中强回声，声衰减不明显。病变边缘整齐，边界清晰，没有脉络膜凹陷和声衰减。部分病例可同时伴有视网膜脱离。弥漫型在玻璃体内可探及平坦的实质性病变，病变范围较大。内回声与孤立型的基本相同。

彩色多普勒超声检查可在瘤体的内部发现斑点状的血流信号，频谱分析为高收缩期和高舒张期低阻力的动脉型血流。荧光素眼底血管造影术显示瘤体于动脉前期或动脉早期出现不规则网状荧光，至动静脉期染料渗漏呈强荧光区，其间夹杂弱荧光斑点，晚期染料渗漏更明显；而吲哚菁绿脉络膜血管造影于脉络膜荧光刚开始出现的 1 ～ 5 秒内可清晰显示瘤体由脉络膜血管团组成，随后染料渗漏，荧光增强、融合，呈强荧光灶。通过眼底检查、超声检查、荧光素眼底血管造影术和吲哚菁绿脉络膜血管造影检查，两者不难鉴别。

3. 脉络膜出血和视网膜色素上皮层下出血

脉络膜出血和视网膜色素上皮层下出血的眼底影像与葡萄膜恶性黑色素瘤的十分相似。荧光素眼底血管造影术在鉴别诊断上极为重要。出血灶处脉络膜荧光被遮蔽而呈边界清晰的无荧光区，动脉期及静脉期也只能见到视网膜动静脉爬行于无荧光区表面，与葡萄膜恶性黑色素瘤的多湖状荧光斑及肿瘤面有新生血管渗漏不同。

4. 渗出性年龄相关性黄斑变性

把渗出性年龄相关性黄斑变性与葡萄膜恶性黑色素瘤极易混淆。两者的荧光造影有时不一定有太多差异。CT 扫描及超声检查有助于鉴别二者。

5. 脉络膜转移癌

脉络膜转移癌一般沿脉络膜水平方向蔓延，隆起度不高，边缘无明显分界，肿瘤颜色为黄色、黄白色，很少呈局部隆起，和葡萄膜恶性黑色素瘤相反；脉络膜转移癌起病急，且发展迅速。葡萄膜恶性黑色素瘤则在突破 Bruch 膜前生长缓慢。此外，发现原发病灶（如乳腺癌、肺癌等）是鉴别诊断上的最有力依据。如伴有视网膜脱离，仅凭眼底检查难以与葡萄膜恶性黑色素瘤鉴别，需借助超声、荧光素眼底血管造影术和吲哚菁绿脉络膜血管造影检查。

6. 脉络膜黑色素细胞瘤

脉络膜黑色素细胞瘤为良性肿瘤，极少见。临床上葡萄膜恶性黑色素瘤的临床表现和影像学特征与脉络膜黑色素细胞瘤往往难以区分，最终确诊需通过组织病理检查。

六、治疗

局限性小虹膜黑色素瘤可先行广泛彻底的虹膜切除术，并密切观察；累及虹膜根部和睫状体者，可行虹膜睫状体部分切除术；病变广泛，则以摘除眼球为宜；若已蔓延至眶内，应行眶内容切除，并辅以全身化疗；已有全身转移者，以化疗和免疫治疗为主。无论采取哪种手术方法，操作均应轻巧，尽量避免挤压和用力牵拉，从而尽可能减少血道转移的可能。

七、预后

葡萄膜恶性黑色素瘤常为血行转移，预后不良。

第四节　视网膜母细胞瘤

一、概述

视网膜母细胞瘤不仅危害患儿视力，而且还威胁患儿生命，约占儿童期失明性眼病的 0.5%，因视网膜母细胞瘤死亡的儿童数量占儿童死亡总数的 1%。视网膜母细胞瘤具有先天因素和家族遗传倾向，35% ～ 45% 属遗传型，其中 10% 有阳性家族史，遗传方式为常染色体显性遗传或染色体畸变。近年来，尽管治疗手段有改进，显著提高了患者的生存率，但视网膜母细胞瘤仍可较多遗传给后代，致使发病率呈增长趋势。一般多发生在 5 岁之前，极个别发生于成年后；男女无明显差异。单眼发病较多，双眼发病占 20% ～ 30%，双眼可同时发病或间隔一段时间先后发病。

二、病因

视网膜母细胞瘤确切病因不明。6% 为常染色体显性遗传，94% 为散发病例。其中 25% 为遗传突变，其余为体细胞突变，也有人认为与病毒感染因素有关。从发病机制来看，位于染色体 13q14 的抑癌基因 Rb1 和双等位基因同时突变、失活，是导致视网膜母细胞瘤发生的重要原因。

三、病理

视网膜母细胞瘤的瘤组织起源于视网膜胚胎细胞，具有光感受性质。肿瘤为白色或黄白色软质肿块，可发生于视网膜的任何部位和层次，严重者可充满玻璃体腔或向眼球外扩展，剖面常见坏死、出血和小钙化灶。生长方式有内生型、外生型和弥散外生型。瘤组织主要由小圆形或多边形细胞组成，胞质很少，胞核大、深染，核分裂象多。典型病变瘤细胞排列为菊花状，细胞核位于基底部，细胞尖端向中心，且每一细胞尖端均有薄膜相连，中心呈空腔，恶性程度较低。瘤细胞也常沿血管分布，形成小叶状，中有血管形成假菊花结构；邻近血管细胞深染，较远者发生退行性变或坏死，染色浅；瘤组织内常有钙质沉着。后极部肿瘤早期即可侵犯葡萄膜、巩膜或沿泪管向眼外蔓延，也可侵入视神经或沿神经鞘膜向颅内扩展，可发生耳前或颈部淋巴结转移。

四、临床表现

病程可分为眼内期、继发性青光眼期、眼外期和转移期。早期症状主要为视力障碍、斜视或眼球震颤，主要体征为白瞳症，即瞳孔内出现黄白色反光。眼底检查，早期可见黄白色隆起状结节，表面有新生血管，孤立或多个，也可呈卫星状排列。通常有四种生长方式：位于视网膜内；穿出内界膜向玻璃体内发展；侵犯外界膜引起视网膜脱落；个别病例终止生长而呈现眼球萎缩，并表现为临床自愈，但往往数月或数年后复发。故临床对不明原因的小儿眼球萎缩应考虑视网膜母细胞瘤的可能。若肿瘤细胞游离至前房，可出现类似葡萄膜炎症或假性前房积脓。晚期肿瘤，可穿出角膜或巩膜向眼球外扩展，或通过筛板入侵视神经或颅内，也可转移至其他器官或导致死亡。

五、诊断

根据发病年龄和临床表现，一般可做出初步诊断，但误诊病例也有发生，故应仔细检查。若双侧瞳孔散大，应仔细检查眼底，双眼的阳性发现有助于制定诊治方案和判断预后。头颅 X 线检查可见钙化斑，如视神经孔扩大，可考虑有颅内蔓延。B 超检查显示眼球壁向玻璃体腔内出现边界清晰、似球形或形状不规则的回声光团，内反射回声光点强弱不等、分布不均；病变内有坏死时，可出现囊性暗区图像。CT 扫描可见玻璃体腔内出现密度增高、不均匀的局限性肿块，常伴钙化斑；晚期病例视神经增粗，视神经孔扩大。

六、鉴别诊断

早期应与先天性白内障、胚胎期眼内血管残存增生、脉络膜转移癌、脉络膜血管瘤、脉络膜出血等鉴别。患眼出现继发性青光眼或假性前房积脓，应与脉络膜血管瘤、渗出性眼内炎、全眼球炎等鉴别。

七、治疗

1. 保守治疗

为了保住患儿生命，并且保留眼球和视力，目前对早期视网膜母细胞瘤趋于采取保守治疗方法。

（1）放疗：适用于早期、多灶或双眼患病较轻的眼。根据病情采用眶内近距离照射或外照射治疗。眶内近距离照射适用于孤立的小肿瘤（一般直径小于1 cm），使用钴 –60 施用器缝于肿瘤相应部位的巩膜表面，大部分可保留有用视力，也可应用钌 –106 或铑 –106；眶内外照射用于较大的肿瘤或多发灶病例，使用钴远距离治疗机或电子加速器，经预测照射，也可获得较好效果。对晚期、已累及眼球外或已有远处转移的病例，不考虑保留视力，以控制肿瘤为主，可采用眼正前方和颞侧两个射野，以控制原发性肿瘤生长。对于术前视神经孔扩大，或术后病理发现肿瘤累及视神经或侵及眼球外的情况，都应辅加放疗。

（2）光凝治疗：孤立的小肿瘤或放疗失败者，可反复进行光凝。肿瘤表面应保持剂量适当，以免发生大量反应性渗出。

（3）透热治疗：对局限性小肿瘤（尤其是位于视网膜周边部的肿瘤），透热治疗有可能获得较好疗效。

（4）冷冻治疗：对前部较小肿瘤、放疗未能治愈或新发现的小肿瘤，可在相应部位进行冷冻治疗。

（5）化疗：用于辅助治疗或姑息性治疗。一般用于两种情况，一为与放疗、光凝或冷冻联合治疗早期小肿瘤，二为晚期已行手术治疗的患儿。目前尚无特效化疗药物，常用药物有三乙烯三聚氰胺、环磷酰胺、塞替派、长春新碱或甲氨蝶呤等。

2. 手术治疗

（1）眼球摘除术：对单侧眼内期病变是安全有效的方法。其适应证为：①单眼肿瘤占据全部眼腔或不可能保持有用视力者。②双眼肿瘤，一眼已有上述改变者。③其他治疗均无效者。④前房内已有肿瘤者。⑤失明、继发性青光眼、虹膜病变者。⑥双眼广泛肿瘤，已无视力恢复可能者。手术时应切除球后视神经15 cm 以上，并做组织病理检查；如在断端发现瘤细胞，应辅以放疗或化疗等，或施行眼眶内容物摘除术。

（2）眼眶内容物摘除术适用于：①眼球外已受累。②眼眶内已有转移。③眼球摘除，视神经断端病理检查证实有瘤细胞浸润或复发。术后宜联合化疗或放疗。

八、预后

早期发现和及时治疗与预后关系极为密切；妥善选择保守治疗的适应证，部分早期病例可获良好结果。病变局限于视网膜，将患眼摘除后，5 年生存率约为 85%；若已累及脉络膜全层，病死率约为 60%；若巩膜受累，病死率约为 75%；若累及眼眶，5 年生存率约为 10%。

第三章 胸部肿瘤

第一节 食管癌

一、概述

我国是全球食管癌高发区之一。食管癌死亡率居我国恶性肿瘤死亡率的第4位。食管癌在我国地理流行病学中以华北地区发病率最高，其中河南省占首位，其次为江苏、山西、河北、福建、陕西、安徽、湖南等省，这些省份的食管癌死亡率均显著高于全国其他地区。

我国的食管癌死亡率以男性为高，20世纪90年代初男性死亡率为22.13/10万，女性死亡率为12.39/10万。男女之比约为2∶1，但高发地区男女比例接近。食管癌在35岁以前死亡率很低，35岁以后死亡率随年龄增长而升高。我国食管癌男女合计平均死亡年龄为63.49岁（男性平均年龄63.04岁，女性平均年龄64.31岁），60～70岁年龄组死亡率随年龄增长而升高。

不同民族的发病率也有所不同，尤其在同一地区的不同民族之间发病率也不同，可以排除自然环境的影响。

二、病因

发病原因可能与多种因素有关。

1. 饮食

（1）亚硝胺类化合物：有高度的致癌性。食管癌高发区居民吃酸菜较多，其中含有致癌物亚硝酸及其前物质亚硝酸盐、硝酸盐。

（2）霉变食物：霉菌和霉变食物有促癌作用。

（3）饮食习惯：进食过烫、粗糙食物和速度过快，易损伤食管上皮，增加对致癌物的敏感性。长期过量饮用烈性酒及大量吸烟在欧美国家可能是食管癌的危险因素。

（4）维生素缺乏：主食单调，蔬菜供应不足，水果、肉类摄入较少，同时食物中维生素A、维生素B_1、维生素B_2和维生素C及蛋白质摄入甚低。

2. 环境

（1）饮水污染：由于水源管理不善造成的饮水污染，会显著提高水中硝酸盐、亚硝酸盐的含量。这些含氮化合物在人体内可转化为强致癌物 N– 亚硝基化合物，成为人群接触致癌前体物质的重要暴露途径。

（2）由于地理位置，食管癌高发区土壤中的钼、锌，饮用水中的钼、铜、锌、钴、锰、铁，粮食中的钼、镍、锰、铁含量较低。

3. 癌前病变

食管上皮重度增生是食管癌的癌前病变。慢性食管炎与癌变有密切关系，与不注意口腔卫生有关。此外，食管瘢痕狭窄、Barrett 食管、食管裂孔疝、反流性食管炎、贲门失弛缓症、食管憩室也是危险因素，因为这些疾病常常导致食管的慢性炎症及食物潴留，进一步增加食管癌发病风险。

4. 遗传易感性

流行病学调查显示，食管癌患者中有家族史的可高达 60%，但究竟与遗传有关还是与相同的饮食习惯有关，尚待研究。

三、病理

食管癌的好发部位是中 1/3 段，占 50%；其次是下 1/3 段，占 30%；上 1/3 段较少，约占 20%。食管癌大多数是鳞癌，其他类型的癌少见。食管癌有多点起源，呈多发灶，这是术后残余复发的重要原因。

1. 早期食管癌

早期食管癌是指食管癌局限于食管黏膜或黏膜下层，未累及肌层，也无淋巴结转移。发生的部位以食管中段为主，上段较少。形态学上大体分为 4 种类型：隐伏型、糜烂型、斑块型及乳头型，其中糜烂型与斑块型占大多数。

2. 中晚期食管癌

中晚期食管癌可分为 5 种类型：髓质型（占 60%），蕈伞型（占 15%），溃疡型（占 12%），缩窄型（占 10%），腔内型（占 3%）。吞咽困难的程度与食管癌累及食管周径的范围有关。蕈伞型与腔内型手术切除率较高，预后也较好，髓质型及溃疡型次之，缩窄型最差。

四、食管癌的扩散与转移

1. 直接扩散

癌肿在食管壁内向上下左右扩散，超过 5 cm 不少见，向上扩散的距离比向下扩散的长。有时癌细胞沿食管黏膜下扩散呈跳跃性发展。中晚期癌灶穿透食管肌层、外膜后，向邻近器官浸润，可累及气管、支气管、肺、胸膜、主动脉外膜、喉返神经、膈肌及胃贲门区。

2. 淋巴源性转移

瘤细胞首先侵入黏膜下淋巴结，穿过肌层到达与肿瘤相应部位的淋巴结，然后再达远处淋巴结。肿瘤在上段者常转移至头端，在中下段者则多转移至尾端，但各段均可转移至头端或尾端。外科手术标本的淋巴结转移发生率为 40% ～ 60%。

3. 血源性转移

最常见的血源性转移部位首先为肝，其次是肺和胸膜，最后是骨骼及其他部位。关于食管癌死亡的尸检材料显示，有 38% 无任何转移。

五、临床表现

1. 早期食管癌

早期食管癌的主要症状如下：

（1）食管内异物感：异物感的部位多与食管病变一致，随着病情的发展，相继出现咽下食物有哽噎感，甚至疼痛等症状。产生这一症状的原因，可能是食管病变处黏膜充血肿胀，导致食管黏膜下神经丛的刺激阈值降低。

（2）食物下行缓慢和有停滞感：咽下食物后，食物下行缓慢，并有停滞感。发生部位以食管上段、中段较多，开始往往症状轻微，以后逐渐加重并伴发其他症状。

（3）胸骨后疼痛、闷胀不适或咽下痛：可呈烧灼样、针刺样、牵拉样或摩擦样疼痛。初始阶段症状较轻微，且只是间断出现，每次持续时间可能很短，用药物治疗可缓解。以后症状加重，反复发作，持续时间延长。

（4）咽喉部干燥与有紧缩感：可能是由食管病变反向地引起咽食管括约肌收缩而产生的一种异常感觉。

（5）剑突下或上腹部疼痛：表现为持续性隐痛或烧灼样刺痛，多在咽下食物时出现，进食后减弱或消失，与病变部位不一致。可能是由病变导致食管运动功能不协调，贲门部括约肌发生强烈的痉挛性收缩引起。

早期食管癌症状多不明显，且多间断发生，易被忽视。为了早期发现食管癌，必须熟悉食管癌的早期症状，并不失时机地进行相应的辅助检查，以进一步明确诊断。

2. 中晚期食管癌

中晚期食管癌症状较典型，诊断大多不困难，其主要症状主要有以下 6 种。

（1）吞咽困难：进行性吞咽困难是食管癌最突出的症状。开始于进食干硬食物或大口进食时发作，以后进软食也同样出现吞咽困难，最后流质食物也不能进入。吞咽困难系食管肿瘤的机械性梗阻，或是支配吞咽功能的神经肌肉发生病变和功能失常所致。吞咽困难的程度和发展与食管癌的病理类型有一定关系，缩窄型吞咽困难最明显而持续，溃疡型可能不出现明显的吞咽困难，髓质型、蕈伞型或腔内型多有较重的吞咽困难。有时因癌组织坏死脱落，吞咽困难症状有可能暂时得到缓解。

（2）吞咽疼痛：与早期癌出现的疼痛不同，程度较重且持久。性质为隐痛、灼痛或刺痛，每于饮食时加重。疼痛部位常与病变部位相一致，多发生于溃疡型患者。

（3）呕吐：常在吞咽困难加重时出现，初起每当哽噎时吐，以后每逢进食即吐，严重时不进食亦吐。呕吐物多是下咽不能通过之物，主要为积潴在食管狭窄部位上方的黏液和食物。

（4）声音嘶哑：癌组织侵及或压迫喉返神经时，会发生声带麻痹，患者出现声音嘶哑，甚至失声，多见于食管上段癌。

（5）咳嗽：高位食管癌在吞咽液体时，由于食管病变使液体逆流入气管，可引起咳嗽和呼吸困难。此外，癌组织的侵犯，可形成食管气管瘘或支气管瘘，出现特征性的吞咽后呛咳，严重者可并发肺炎和肺脓肿。

（6）其他：在晚期病例，由于咽下困难与日俱增，患者出现恶病质和明显失水，表现为消瘦、无力、皮肤松弛而干燥，呈衰竭状态。个别病例偶有大出血或呕血，系肿瘤破坏大血管所致。若交感神经节受压，则产生交感神经麻痹症（Honer 综合征）。

六、诊断

中晚期食管癌的诊断并无困难，但因早期食管癌症状轻微，不影响进食，故患者多不到医院就诊，临床所见的早期食管癌多在普查时发现。检查的主要手段如下。

（1）常规钡餐检查。食管常规钡餐检查在空腹时进行，多采取立位多轴透视，必要时取卧位。检查前应详细询问病史，若梗阻严重，可用稀薄钡剂，以免造成堵塞影响检查；若梗阻较轻，可用较稠钡剂以利于观察；如怀疑有食管气管瘘，可用碘油或少量稀钡检查；如病变在颈部，为防止钡剂快速流过食管，可取头低脚高位，以延长钡剂在颈段食管的停留时间。

早期食管癌的 X 线检查表现：早期食管癌的病变局限于黏膜固有层或已侵入黏膜下层，但食管肌层完好，故 X 线所见为浅表癌的表现。

中晚期食管癌的 X 线检查表现：因癌组织已侵入肌层，甚至穿透食管纤维膜，累及食管周围组织和器官，而有不同的表现。

为提高诊断效率，还可使用以下方法改善钡餐检查显影情况。

双重造影：即用钡剂与空气混合，使造影更清晰，最适合于食管的表浅病变。因有气体存在，健康食管仍出现扩张，病变部位则硬化，能清楚显示癌瘤大小、形态、有无溃疡，对于食管黏膜皱襞的显影尤佳。

腹部加压法：患者取仰卧位，用加压带紧压在左上腹部，使患者感到不能耐受为止。颈段食管采取仰卧头低位，胸段食管取平卧位，腹段食管可用立位。因腹部加压，服钡剂后食管可显示极度扩张，钡剂下行缓慢，利于透视检查，对于较小的病变也能清晰可见。

纵隔充气造影：方法为在胸骨柄上气管旁注入氧气或空气 800 ～ 1000 mL，视纵隔内压力而定。注气后以气管隆突为中心，拍正位及矢状面断层，断层间隔越密越好。根据肿瘤周围气体的分布，推测肿瘤周围有无粘连和粘连的轻重程度。本法对判断胸部食管癌能否手术切除有一定的帮助。

（2）一般内镜检查。一般内镜检查可直接观察肿瘤的形态，并可在直视下做活组织病理学检查，以确定诊断。目前多使用纤维食管镜或胃镜检查，纤维食管镜或胃镜均可放大病变部位，便于观察细小变化，对早期食管癌的诊断很有帮助。

中晚期食管癌诊断无困难，确诊率可达 100%，其镜下表现为结节状或菜花样肿物，质硬脆，触之易出血，还可见溃疡、管腔狭窄。

早期食管癌主要是黏膜改变，镜下表现有：①肿物呈结节状、乳头状或小息肉状突向食管腔内，表面有糜烂或浅表溃疡存在。②病变黏膜粗糙，呈橘皮状，色苍白或呈白斑样改变。③病变处黏膜糜烂，有小凹陷，上覆白色或灰白色分泌物。④黏膜斑片状充血，与正常黏膜界限不清。为提高检出率，对可疑病变用 1% 甲苯胺蓝（正常黏膜不着色，肿瘤染色）或鲁氏碘液 3% ～ 5%（正常黏膜染棕色，肿瘤不着色）染色，对辨认病灶及指导内镜下活检有一定的帮助。

（3）色素内镜检查。近年来，我国已开展应用色素内镜检查来诊断消化道早期癌和表浅癌，提高了食管早期癌和表浅癌的诊断率。食管色素内镜检查包括卢戈氏碘染色和甲苯胺蓝染色。

卢戈氏碘染色：为目前较普遍使用的一种食管染色法，特别对早期食管癌的诊断不可或缺。卢戈氏碘染色的原理是成熟的非角化食管鳞状上皮内含有大量的糖原，遇碘后呈棕黄色。当食管有炎症或癌变时，细胞内糖原含量减少甚至消失，因此碘染后浅染或不染，呈非染色区。食管上皮的异型增生是食管癌的癌前病变，尤其是重度异型增生。癌和异型增生的不染带多数为 5 mm 以上不整形的明显不染带，因此应对染色诊断存在食管上皮异型增生的患者定期随访。碘染色的副作用有咽部不适、灼痛感、恶心、胸痛等症状，检查后将内镜置于食管入口处，由活检钳孔缓慢注入 10% 硫代硫酸钠 20 mL，可消除这些症状。

甲苯胺蓝染色：对正常食管上皮不染色，把癌上皮染成青紫色，食物残渣和溃疡白苔等也染成青紫色，因此需预先将食管内腔充分洗净。甲苯胺蓝不仅可提示癌的存在，在某种程度上还可预知癌浸润的深度。甲苯胺蓝染色按染色程度可分为淡染和浓染，按浓染形状又可分为点状浓染、网状浓染、斑状浓染和片状浓染。上皮内癌为淡染，即使有浓染也仅为少数点状浓染。如癌浸润达黏膜固有层，点状浓染部数量增加。网状浓染、斑状浓染者癌浸润达黏膜肌层。黏膜癌不见片状浓染，如见片状浓染说明癌已达黏膜下层。甲苯胺蓝还可与碘染色并用，双重染色时先用甲苯胺蓝染色，充分洗净并除去多余的甲苯胺蓝后再做碘染色。全层型上皮内癌、黏膜癌碘不染色，甲苯胺蓝染青紫色；基底层型上皮内癌碘不染色，甲苯胺蓝也不染色。

（4）食管拉网脱落细胞学检查。食管拉网脱落细胞学检查方法简便，诊断阳性率约为 90%，适用于大规模的人群普查。此项检查也有一定的局限性，如全长拉网不能定位；晚期癌阻塞食管使网囊不易通过病变处，有时其阳性检出率反而下降；早期癌拉网检查应重复几次，可能出现阴性结果；因病变轻或范围小，或充气不足而未能采集到癌细胞；疑有食管胃底静脉曲张者禁用。

（5）超声内镜检查。食管超声内镜检查类似于常规内镜检查，但因超声内镜是侧视光学系统，通常应先行内镜检查以确定所需超声扫描的病变部位；也可采用水囊法，即在探头上覆盖一个被脱气水充盈的囊，以达到获得清晰影像的目的。正常行食管超声内镜检查时，食管壁显示高回声、低回声交替出现的分层结构，食管壁厚度平均为 3 mm，其中 5 层厚度大致相等。

超声内镜检查对癌转移侵犯的淋巴结的诊断较对非转移的炎性淋巴结的诊断准确。多数学者认为大于 5 mm、伴有略圆低回声、边界明确的淋巴结可能是恶性，尤其是邻近原发性肿瘤的淋巴结，同时存在同样回声类型的更倾向于恶性。

但仅靠淋巴结大小判断是否有淋巴结转移是不可靠的，因为肿大的淋巴结也可能是良性的，而小淋巴结有可能早已被微小转移累及。超声内镜检查判断淋巴结转移的准确率为 70% ～ 86%，敏感性为 70% ～ 90%，特异性为 70% ～ 77%。

（6）CT 检查。食管周围有一层脂肪包绕，所以 CT 能清楚地显示食管外形和食管下邻近的纵隔器官的关系。在正常的食管和相邻结构间脂肪层界限清楚，如果界限模糊或不整，则表示有病变存在。CT 扫描前肌内注射解痉剂，有助于正常段的食管扩张及明确病变范围，再静脉注射造影剂做增强扫描，以显示纵隔血管及淋巴结。扫描范围从胸骨切迹到脐水平，以显示肝及腹部淋巴结。

食管癌显示管壁呈环状或不规则增厚，可形成肿块突向腔内或腔外，管腔变小而不规则，或偏向一侧。CT 能发现气管、支气管、心包及主动脉有无受侵，对判断纵隔器官是否受侵的灵敏度很高，若管壁外轮廓不清，相邻组织脂肪层消失，表明肿瘤已蔓延到管壁之外；相邻的胸主动脉、气管或主支气管，肺静脉或心包与食管分界不清、变形，提示肿瘤广泛浸润。如 CT 见食管癌向腔外扩展，肿块与降主动脉、椎前软组织粘连在一起不能分开，或前壁与隆突及两侧主支气管后壁分界不清，则提示食管癌可能已侵及这些组织器官而不能行手术切除。X 线钡餐造影怀疑不能手术切除的病例，可做 CT 扫描以显示癌瘤与周围组织的关系，对评估能否做手术有一定帮助。

对食管病变旁淋巴结转移，CT 不易显示。如转移至贲门旁、胃左血管旁、膈肌角后及腹腔动脉旁淋巴结，CT 能显示，一般出现大于 10 mm 的淋巴结即可诊断为淋巴结转移。但 CT 不能鉴别正常体积淋巴结有无转移，无法确定肿大的淋巴结是炎症还是转移引起的，更无法发现直径小于 10 mm 的转移淋巴结。

（7）MRI 检查。食管癌表现为软组织肿块，在 T_1 权重像上病变呈中等信号，在 T_2 权重像上信号有增强，内信号不均。MRI 检查因可做横断、冠状及矢状而三维成像，故能十分清晰地显示肿物的大小、外侵的程度、是否侵及邻近器官等，能显示是否侵及气管、支气管、肺门、肺动脉、心包及降主动脉等。此外，MRI 在显示纵隔淋巴结肿大方面较 CT 更优。因此，MRI 检查在食管癌的分期及评估癌瘤能否手术切除，以及随诊观察方面均有优势。

七、鉴别诊断

食管癌应与下列疾病相鉴别，在诊断前应详细询问病史、体检，并借助食管 X 射线钡餐造影、食管拉网、食管镜等检查加以鉴别。

1. 功能性吞咽困难

功能性吞咽困难多见于食管（贲门）失弛缓症、食管下段括约肌压力降低、食管蠕动无力等。吞咽困难轻重交替，也称贲门痉挛。功能性食管痉挛为间歇性吞咽障碍，用解痉药物治疗有效。食管 X 射线钡餐造影及食管镜检查可排除食管癌。食管裂孔疝是由于神经肌肉功能紊乱，使本来位于膈下的食管下段与胃底部纵隔的食管裂孔移位于膈肌缺损处进入胸腔，从而产生胸骨后闷痛不适、食后饱胀、吞咽不利，X 射线钡餐造影检查可确诊。

2. 食管外压性吞咽困难

食管外压性吞咽困难为食管邻近部位器官先天性异常，压迫食管引起的吞咽障碍，常见的有主动脉瘤、异位右锁骨下动脉、双主动脉弓、胸内甲状腺、纵隔肿瘤、纵隔淋巴结增大、主动脉弓迂曲延长。食管外压性吞咽困难通过 X 线胸片检查可见相应部位肿物。食管 X 射线钡餐造影显示食管黏膜光整，外压性充盈缺损。

3. 食管炎

食管炎为饮食过粗、过热及烟酒刺激或微量元素缺乏引起的食管黏膜上皮损伤，可出现类似早期食管癌的症状，食管 X 射线钡餐造影可见食管黏膜粗糙、中断，食管镜检查可见食管黏膜水肿、充血。细胞学检查是主要鉴别手段，涂片可见炎症细胞。

4. 食管良性狭窄和食管憩室

食管良性狭窄多为误食化学腐蚀剂引起瘢痕而狭窄；而食管憩室由食管壁局限性膨出或牵引形成，多见于老年人，病程长，表现为咽部有异物感、咽下停滞感、常反流出未经消化的食物，憩室内有食物潴留可引起发酵而有口臭，伴有炎症。X 线检查和食管镜检查可确诊，也有食管憩室与食管癌并存的报道。

5. 食管结核

食管结核较少见，可原发于食管或继发于其他器官结核播散。其食管 X 射线钡餐造影显示与食管癌的近似，也出现吞咽困难、胸骨后疼痛等症状，食管镜、活检、涂片显示无癌细胞。抗结核治疗有效是鉴别方法之一。

6. 食管良性肿瘤

（1）平滑肌瘤：最常见，病程长，发展缓慢，可发生于食管各段，多为单发，呈圆形或椭圆形。一般无症状或症状轻微，肿瘤增大到一定程度时可出现吞咽不利、胸背痛等。X 线检查可见一个半月形的充盈缺损区，黏膜光整，皱襞展平或消失。食管镜检查可见肿瘤在黏膜外滑动，如疑为平滑肌瘤时一般不做活检，以免损伤食管黏膜，影响手术摘除。

（2）食管息肉：发病率仅次于平滑肌瘤，居第二位，多发于食管颈段，起源于食管黏膜下层，息肉可形成一个带蒂肿物，突入食管腔内，食管表面黏膜正常，可出现较长时间进行性吞咽困难。食管X射线钡餐造影和食管镜检查有助于鉴别。食管息肉偶见恶变。

（3）其他食管良性肿瘤：食管乳头状瘤、食管血管瘤、食管神经纤维瘤、食管腺瘤、食管颗粒细胞瘤及食管炎性假瘤等，可通过食管镜检查确诊。

八、治疗

食管癌、贲门癌治疗仍以手术切除为首选，其次为放疗、激光治疗、介入治疗及综合治疗。

1. 手术治疗

（1）适应证。①早期食管癌，0期及Ⅰ期，患者全身情况良好。②中期的Ⅱ期病例，中下段食管癌病变在5 cm以下，上段在3 cm以下者。③中期的Ⅲ期病例，中上段食管癌病变在5 cm以上，无明显远处转移，外侵不严重者。下段食管癌虽在7 cm以上，但只要肿瘤无外侵，也有切除的可能。④放疗后复发者，病变范围不大，无远处转移，全身情况良好者。⑤食管癌有明显梗阻症状、无明显远处转移、无明显手术禁忌证均可考虑手术探查。也可先行术前放疗，术中如不能切除肿瘤，可行分流术解决进食困难，为术后放射或化疗创造条件。

（2）禁忌证。①癌肿范围大，或已有明显外侵及穿孔和远处转移症状。②有严重心肺功能不全、不能承受手术者。③明显恶病质者。

（3）术前准备。①病史和体检：除询问现病史外，还应注意以往健康状况。体检时注意有无远处转移现象。有心肺疾病史者，拍摄胸片，测定肺功能，做心电图检查。②常规检查：粪便中发现蛔虫卵者，应予驱蛔治疗。③改善全身营养情况：纠正低蛋白血症，水电解质平衡失调。④口腔卫生及呼吸道准备：督促患者早晚刷牙和漱口。治疗龋齿及口腔感染。术前严禁吸烟。有肺部感染者，应用雾化吸入排痰，予以痰细菌培养及药敏试验。术前应用预防性抗生素3天。⑤食管冲洗：有严重食管梗阻者，术前2天每晚用温盐水冲洗，并日服链霉素1 g；手术当日晨置胃管时，再用温盐水冲洗1次。⑥肠道准备：准备结肠移植者，术前行钡灌肠以了解结肠情况，术前3天肠道准备。⑦特殊合并症患者、糖尿病患者控制血糖，稳定于空腹血糖7.25～8.34 mmol/L，24小时尿糖少于5～10 g。术前放疗患者在放疗结束后2～4周进行手术为宜。注意术前放疗或化疗患者的血常规，有无骨髓抑制现象，白细胞及血小板下降者应予纠正。

（4）根治性食管癌切除及消化道重建术。能将全部肿瘤及区域淋巴结清除者可视为根治性手术。无论经颈部或胸部行开胸手术均应行胃食管吻合术，切除病变的食管或胃时两端应距肿瘤至少 5 cm。因为肿瘤可在黏膜下扩散并有卫星灶，术中核对标本，必要时冷冻切片检查标本切缘，以免术后吻合口复发。对于食管癌病例，有人主张行食管次全切除颈部吻合术。对于弓上或弓下吻合的病例，吻合口应避免紧贴主动脉或降主动脉。

以往有过胃部手术史或胃部有病变者，需用结肠代食管，空肠代食管者因解剖局限性应用较少。游离空肠移植或带蒂空肠移植需有显微外科技术。

不开胸切除食管癌、经颈腹切口行食管钝性剥离术或内翻剥脱术者，仅限于食管癌早期患者，以及全身情况差、心肺功能不全、不能耐受开胸手术者。缺点是不能清扫淋巴结，不符合肿瘤治疗原则，以及术中游离食管时有损伤周围器官的危险。

（5）姑息性手术。为解决晚期高度吞咽困难者的进食问题，不能施行根治术者，可予局部切除，为术后放疗、化疗创造条件。不能切除者行食管分流术、食管腔内置管术，暂时解决进食问题，然后再进一步予以治疗。胃造瘘对晚期患者获益不大，应尽量减少使用。

①食管分流术：对开胸探查不能切除肿瘤者，于肿瘤上方行主动脉弓或弓上或弓下食管胃吻合术。若食管中段、上段癌症评估切除可能性小，应经腹部切口，将结肠移植于胸骨前皮下或胸骨后，在颈部行结肠食管及腹部结肠胃吻合术。

②食管腔内置管术：对全身情况差、不宜手术探查或探查后不能切除者，可将适当长度及直径的塑料管或胶管经口腔置入或切开食管插入。

（6）术后处理及并发症。

①术后处理：胃管减压，保持胃管通畅，待 2 ～ 3 天胃肠蠕动恢复后拔除。禁食 3 ～ 5 天，经全静脉营养或经术中置入的十二指肠营养管滴入要素膳，可减少患者的负氮平衡。术后第 6 天经口进清淡、流质饮食，以后逐日增加。至第 8 天进全量流质饮食，第 2 周可进半流质饮食。应用抗生素。

②并发症的治疗：预防并发症及早期发现与正确处理可降低死亡率，提高手术疗效。常见的并发症有吻合口瘘、肺部并发症、脓胸、乳糜胸、膈疝、膈下脓肿、喉返神经麻痹等。

（7）癌症切除后的远期效果。

国内报道食管癌切除术的手术死亡率及5年生存率较国外文献报道的更优。食管癌切除率为80%～93%，手术死亡率为2.3%～5.5%，5年和10年生存率分别为22%～40%和14.2%～22.5%。

影响远期生存率的因素有临床分期、癌切除的彻底性，其他尚有年龄、病理类型、病变类型、癌的分化程度及患者机体免疫力等。

综合治疗可提高术后远期生存率。术前放疗不仅可扩大手术适应证，也可提高远期生存率。术后放疗对残余原发病灶、残端癌有降低复发率的作用。手术与药物综合治疗、围手术期化疗，有利于切除、减少术中脱落癌细胞播散和术后抑制转移淋巴结。

2. 放射、激光及其他治疗

（1）放疗。食管癌单纯放疗效果不理想。5年生存率为8%～16%，失败的主要原因为局部复发及不能得到有效控制。治疗仪器常用钴–60或直线加速器。方法有体外照射、食管腔内近距离放射后装治疗、微波局部加温配合放疗增强放射疗效。选择因手术难度大或不愿手术的颈段或上胸段食管癌病例施行。

（2）经内镜激光治疗。对因病情晚、吞咽有梗阻的食管癌、贲门癌患者行Nd：YAG激光治疗，可使其食管腔再通，在改善吞咽困难方面，此治疗优于插管。配合腔内后装放疗或腔外放疗，可延长缓解期。平均生存期不超过6个月。

（3）经内镜微波治疗或冷冻治疗。通过微波局部加温或冷冻，使瘤体组织坏死，可缓解瘤组织阻塞或吻合口狭窄患者的进食困难。

（4）经内镜黏膜切除术。仅限于早期食管癌患者，尤其是合并心肺功能不全、不能承受开胸手术的高龄患者。

第二节　贲门癌

一、概述

贲门癌是发生于胃贲门黏膜上皮及贲门腺体的癌。由于贲门位于食管与胃交界的部位特点，贲门癌在发病情况、细胞学特征、X线诊断及治疗方面不同于胃癌，而与食管癌有较多相似之处。

在我国，贲门癌的发病率为食管癌的30%～50%，占胃癌的10%。发病年龄多在40～70岁，男性多于女性。贲门癌的发病地区与食管癌相似，多见于华北太行山地区和四川盆地西北部地区。

二、病因

贲门癌的发病原因至今尚未明确，可能与发病地区的自然环境和居民生活习惯、营养状况有密切关系。

贲门癌高发区与食管癌高发区有类似的因素存在，如居民日常喜食亚硝胺含量高的食物，食物有霉变污染，维生素缺乏，喜吃粗硬、热汤热粥、辣椒及喝烈性酒等刺激性食物，或有粗嚼快咽、暴饮暴食的饮食习惯。此外，贲门失弛缓症、贲门部慢性炎症、贲门黏膜上皮增生、贲门瘢痕狭窄等病变也容易导致癌变。

三、病理

1. 早期癌变

早期癌变多在贲门腺颈部，进一步向胃贲门腺表面的深部发展，有 3 种类型：①原位腺癌，恶性病变限于腺上皮基底膜上方。②黏膜内浸润性腺癌。③黏膜下浸润性腺癌。

2. 增大浸润至肌层

大体病理类型分为 3 种：①菜花型，主要向腔内生长。②浸润型，主要向胃壁内浸润。③溃疡型，瘤体边缘隆起的大溃疡，肌层已消失。

3. 转移途径

首先是贲门部淋巴结，其次是腹腔动脉旁、胰腺旁及幽门淋巴结等。远处转移常见部位为肝、肺、肾上腺、脊髓及肾等。

4. 贲门部其他恶性肿瘤

（1）贲门鳞癌，来自先天性食管鳞状上皮残余。

（2）贲门类癌，来自胃黏膜中的 Kultschitsky 细胞，在肠上皮化生时这种细胞增多。

四、临床表现

早期多无症状或症状轻微。临床表现似胃炎、消化性溃疡或食管炎。多数患者因明显的食欲减退和进食后不适而就诊，尤其是进食稍多，或吃馒头、烙饼或不易嚼碎的食物后感觉上腹胀，或剑突下不适、微痛、烧灼感。待肿瘤发展或形成溃疡时可出现吞咽困难，出现隐血或柏油样便。上腹部和腰背部持续性疼痛，常为癌肿侵犯胰腺及腹膜后组织所致。晚期常有贫血、水肿、全身衰竭和恶病质，腹部可能有包块。远处转移至脑、肝和肺部时出现相应的压迫症状。

五、诊断

（1）根据病史、症状和体征诊断。

（2）细胞学诊断：同食管癌检查一样，采用双腔气囊拉网法。贲门细胞采集器用葫芦型气囊外套一细丝细网，要用网囊多次吞拉，使网囊与贲门部多次接触摩擦，取得足够的腺上皮以提高检出率，阳性率为 80% ～ 95%。

（3）X 线检查。①食管 X 射线钡餐造影是常用检查方法。检查中注意食管贲门端的舒张度及胃底是否有阴影。贲门癌侵犯食管下端是常见且重要的征象，发泡剂及钡剂混合进行造影较常规钡餐造影更利于显示胃底贲门区的黏膜。②贲门区 CT 扫描可显示贲门区胃壁是否增厚、管腔是否有肿块、肿块向胃底侵犯范围，以及腹腔脏器是否有转移。

（4）纤维内镜检查。由于贲门部解剖及位置特殊，加上若有局部变形、狭窄，则较难充分暴露而易于被遗漏，检查时应有顺序地细致观察。早期病变可见黏膜在形态上有隆起、凹陷、糜烂或小溃疡等改变，取一定深度的活组织标本可确诊，晚期改变更易于观察。

六、鉴别诊断

应将早期贲门癌与贲门失弛缓症、食管消化性溃疡、贲门部平滑肌瘤、食管裂孔疝等进行鉴别。这些病症均可能出现进食时有吞咽不适、胸骨后发闷或有阻塞感等与贲门癌类似的症状，应结合临床病史、细胞学检查、X 线造影及内镜检查做出鉴别。

七、治疗

贲门癌治疗以手术为主，辅以放疗、化疗和中西医结合等综合治疗，可提高治疗效果。

贲门癌患者无明显腹腔内转移，X 线造影显示病变向胃小弯侵犯不多、软组织阴影不大、胃壁不增厚、全身情况尚可者均可行手术探查。

1. 手术治疗

（1）根治性手术：常采用经胸入路切除下肺静脉平面的食管下段及包括肿瘤近侧的大部分胃，只有在癌肿累及胃小弯一半时才行全胃切除术，同时清扫邻近肿大的淋巴结群。胃切缘要求距离下缘至少 5 cm，食管应在癌上缘 5 ～ 7 cm 处切断。遗留的食管残端应常规取标本核验有无残留的癌细胞。消化道的重建行胸内食管胃吻合术，施行全胃切除术者行食管空肠吻合术或结肠间置术。

在选择的病例中，贲门癌切除也可经腹途径及经胸骨上腹正中切口行非开胸贲门癌切除术，但术野暴露有一定限制。

不开胸切除贲门癌，可经颈腹切口行食管钝性剥离术或内翻剥脱术，仅限于早期贲门癌患者，并在颈部行食管胃吻合术。

（2）姑息性手术：因贲门癌局部浸润、腹膜播散、远处淋巴结转移而不能施行根治性手术者，只能行姑息性手术切除，以减少出血、梗阻等严重并发症的发生。虽然此种手术是否能延长生命尚有争议，但是目前这种手术被认为有利于提高术后化疗、免疫治疗等综合治疗的疗效。

（3）不适用或不能手术切除的病例，仅行胃造瘘或空肠造瘘对延长患者生命的作用不大，平均生存期与单纯探查术相仿。插入漏斗型塑料管仅能使 1/3 左右的贲门癌患者暂时缓解吞咽梗阻症状，与扩张术相仿，有发生穿孔的危险。经内镜用 Nd：YAG 激光及微波治疗改善吞咽困难优于插管。

（4）术后处理及并发症的防治同食管癌手术。

（5）切除后的远期效果：贲门癌切除后的效果不如食管癌。切除率为 70% ～ 82%，手术死亡率为 2.3% ～ 2.5%，术后 5 年和 10 年生存率分别为 15.3% ～ 20.9% 和 8.8% ～ 13.5%。

2. 综合治疗

（1）放疗：贲门癌对放射敏感性较差，仅作为姑息性手术后治疗或围术期的综合治疗。不愿和不能手术、一般情况尚可者，也可行单纯放疗。术前放疗可提高手术切除率，也有报道显示放疗可提高远期生存率。

（2）化疗：围手术期应用抗癌药物作为辅助治疗，可提高进展期贲门癌的手术疗效。术前化疗可使瘤体缩小，有利于手术切除。术中化疗可减少因手术操作使癌细胞脱落而引起的血行及种植性播散。切除病例中已知有淋巴结转移者，应定期有计划地进行药物治疗。抗癌药物常需多种联合应用。

有报道显示，贲门癌术前经胃左动脉或腹腔动脉插管持续注射氟尿嘧啶和间断注射丝裂霉素、长春新碱，其 5 年生存率较单纯手术高（29% vs 16%）。

以手术治疗为主，结合放疗、化疗、生物治疗、免疫治疗与中医药等综合治疗可提高患者的免疫功能，促进患者康复，使患者享受接近正常人的生活。

八、预后

极早期贲门癌（肿瘤浸润深度浅，仅侵犯黏膜层且病变较短，无淋巴结转移）经内镜下切除或手术切除可获得长期、良好的生存期，5 年生存率可在 90% 以上。

早期贲门癌或局部进展期（中期：有肿瘤浸润及淋巴结转移，但无远处转移）的贲门癌患者经根治性手术、术前化疗或术前放疗、化疗或术后化疗或术后放疗、化疗的综合治疗后，一部分患者可获得大于 5 年的生存期，部分患者会在术后出现复发和转移，可通过进一步放疗、化疗等综合治疗来缓解症状及延长患者生命。

晚期（发生远处转移或复发）患者在经过化疗、靶向治疗、免疫检查点抑制剂等治疗后，一部分患者可获得根治性手术的机会，大部分患者可通过治疗缓解症状，延长生命。

第三节　肺错构瘤

一、概述

肺错构瘤是由正常肺组织发育异常，导致正常组织的异常组合所构成的瘤样畸形。肺错构瘤是肺部最常见的良性肿瘤，占肺部良性肿瘤的 75% 左右。

临床上肺错构瘤可分为 3 种类型：①肺内型，最多见，原发于肺表面部位。②腔内型，也称为支气管内型，占 5% ～ 10%。③弥漫型，肿瘤数目在 2 个以上，位于一侧肺或双侧肺，女性多见。

二、病因

肺错构瘤的发病原因和来源尚不清楚。有研究推测肺错构瘤是组成支气管的一片组织，在胚胎发育时期发生脱落和倒转，并被正常肺组织包围，之后在人体的成长过程中逐渐发展成为错构瘤。肺错构瘤通常不会发生恶变。

三、病理

肺错构瘤多发生在胸膜下肺表浅部位，呈球形、椭圆形，有完整的包膜，质硬，易与周围肺组织分离。肺错构瘤的直径为 0.5 ～ 12.0 cm，多数小于 3 cm。肿瘤剖面呈灰白色，质硬，有黏液和囊腔。主要成分有软骨、腺体、平滑肌、脂肪及纤维组织等。肺错构瘤可发生钙化，多位于中心，分布较均匀，此种钙化结构常呈爆米花样或核桃肉样。

四、临床表现

肺错构瘤的男性患者较女性多见，一般无临床症状。当肿瘤发展到一定大小时，如累及胸膜或刺激支气管时，患者可出现症状。约有 20% 的患者有胸痛、咳嗽、发热、血痰或气短，但这些症状均无特异性。

五、诊断

（1）肺错构瘤主要依靠胸部 X 线检查诊断，临床诊断与病理诊断的符合率在 60% 以上。在 X 线胸片上，肿瘤呈圆形或椭圆形阴影，边界清楚，直径一般在 3 cm 左右，其密度致密而均匀，有的病变密度不均匀或有钙质沉着，钙化影可呈爆米花状，此为肺错构瘤的典型 X 线表现。80% 以上的肺错构瘤发生于肺的周边部，右肺较左肺多见，以双下肺叶最为多见，也见于右肺中叶和左上肺后段。支气管腔内型错构瘤在 X 线胸片上不易显示肿瘤本身，但常常可看到由于肿瘤堵塞其所在部位的支气管引起的肺不张、阻塞性肺炎或肺脓肿等继发性改变。纤维支气管镜检查可发现肿瘤。

（2）胸部 CT 扫描时也可显示出爆米花样征象或散在的钙化影，高分辨率的 CT 扫描更容易显示这种征象。若在 CT 扫描时发现瘤体内有脂肪组织，也提示肿瘤为肺错构瘤的可能性较大。

六、鉴别诊断

肺错构瘤需与周围型肺癌、结核球、肺内恶性肿瘤等进行鉴别。

1. 周围型肺癌

周围型肺癌是指起自三级支气管以下、呼吸性细支气管以上的肺癌。咳嗽是最常见的症状，其次是咯血、喘鸣、胸闷、气促、胸痛和发热等。

2. 结核球

肺结核球多见于肺上叶尖后段或下叶背段，而肺错构瘤可发于任何肺叶的浅表处，发病年龄小，常有结核病史，结核菌素试验呈阳性。

3. 肺内恶性肿瘤

肺内恶性肿瘤早期无症状，晚期可伴有咳嗽、咳痰、痰中带血、低热、胸痛、气闷、颈部水肿、声嘶、气促等症状，通过 CT、组织病理学检查等可鉴别。

七、治疗

与肺部其他良性肿瘤的治疗原则一样，肺错构瘤治疗如无手术禁忌证，应尽早进行手术治疗。手术切口视肿瘤的部位而定，可经肋间或肋床进胸。肿瘤多位于肺实质的表面，呈圆形或卵圆形，质地较硬，用手捏住肿瘤所在部位的肺组织后进行触诊，可感到瘤体在肺实质内滑动。切开肿瘤表面的肺组织后略加分离和推挤肿瘤，很容易从切口内挤出肿瘤。若触诊时肿瘤无滑动感，应行肺楔形切除术，必要时行术中冰冻切片检查。体积较大的中心型肺错构瘤有时需要行肺叶切除术。

支气管腔内型肺错构瘤，如其远侧的肺组织正常，未发生肺脓肿或肺感染，可切开肿瘤所在部位的支气管腔，行支气管腔内错构瘤摘除术，否则应施行肺段或肺叶切除术。

八、预后

肺错构瘤经手术治疗后预后良好，极少复发。

第四节　肺炎性假瘤

一、概述

肺炎性假瘤是由某些非特异性炎症产生的多种细胞、纤维结缔组织、机化组织及新生的毛细血管等成分构成的炎性肉芽肿，而非真正的肿瘤。

肺炎性假瘤占肺良性肿瘤的 30% 左右。发病年龄为 35 ～ 68 岁，平均年龄为 40 岁。

二、病因

肺炎性假瘤的发病原因仍不清楚，可能与人体的代谢紊乱、免疫反应、肺部慢性炎症、肺部病毒感染以及误吸等因素有关。

三、病理

肺炎性假瘤是一种大小不等、硬度不一及大体形态各不相同的实质性肿块，可单发，也可多发，其外周有一层由于肺组织受压而形成的假性包膜。肺炎性假瘤可发生于肺的任何部位，也可见于支气管腔内。当假瘤内的细胞增生活跃，有炎性浸润或大量毛细血管增生时，在 X 线胸片或 CT 扫描片上肿块阴影可迅速增大；如果假瘤内的肉芽组织机化及毛细血管硬化，肿块阴影的大小可在长时间内无变化。

在显微镜下，按所含成分不同，肺炎性假瘤可分为以下 3 种：①浆细胞肉芽肿（或假性淋巴瘤），以慢性炎性细胞浸润为主，如含有淋巴细胞、浆细胞、泡沫细胞、嗜酸性粒细胞等，细胞分化成熟，形态大小较为一致。②硬化性血管瘤，以毛细血管增生、纤维结缔组织增生以及血管壁硬化为主。③肺腺瘤，以残存的支气管和肺泡上皮增生为主。

肺炎性假瘤常常以某一种病理改变为主，同时伴有其他病理改变，因此统称为肺炎性假瘤。其发病无特定好发部位。

四、临床表现

临床症状与肺炎性假瘤的位置有比较密切的关系：①如肺炎性假瘤位于大的支气管周围，可刺激支气管引起刺激性咳嗽、咳痰及痰中带血，少数患者有咯血，一般为毛细血管出血，有的患者有低热。②肺炎性假瘤压迫上腔静脉，可引起上腔静脉综合征。③假瘤突入支气管腔或发生于某一支气管腔内，可引起肺不张、阻塞性肺炎或肺化脓症。④位于肺表面的肺炎性假瘤，可引起胸膜炎及胸膜粘连而导致患者胸痛。一般而言，约 1/3 的肺炎性假瘤患者有症状，约 2/3 的患者无任何临床症状。

五、诊断

诊断主要依靠胸部 X 线检查。在 X 线胸片上，肺炎性假瘤呈圆形或椭圆形，大小为 1 ～ 16 cm，多为单发，边缘光滑锐利。有的肺炎性假瘤边缘不清晰，有毛刺或有分叶。2 个相邻的肺炎性假瘤互相融合或在其生长过程中受到肺血管阻挡，在 X 线胸片上可看到脐凹征并呈哑铃形。

肺炎性假瘤发生缺血、坏死，在病灶 X 线体层片和 CT 扫描片上可见有空洞形成，个别病灶可见钙化。假瘤内的支气管如保持通畅，可见有气道征。

六、鉴别诊断

肺炎性假瘤在诊断上很难与肺癌、结核球、肺错构瘤等相鉴别，这给治疗带来很大的困难。

1. 肺癌

在临床上，肺炎性假瘤的诊断最重要的是与肺癌相鉴别，这直接关系到治疗的方法及手术切除的范围。从病史来看，肺炎性假瘤患者年龄一般较轻，多无长期吸烟史，全身情况多无明显变化，可有一过性发热史，无持续的痰中带血，无肺外症状；从影像学上来看，肺炎性假瘤一般位于肺的周边，呈孤立肿块影，也可呈多发病灶，大小不等，肿块密度多均匀，可有钙化、空洞，但这种情况少见；大部分病例肿块周围可见斑点状影；纵隔淋巴结肿大并不能肯定肿块就是癌，肺癌的肿块多呈分叶状，边缘毛糙不光滑，密度不均匀，坏死区密度更低，这可能与肿瘤组织生长较活跃有关，可伴胸腔积液，肺门及纵隔淋巴结转移较多。放射性核素显像检查对于判定肿块性质有一定帮助，呈阴性可大致排除肿瘤，但呈阳性也有一定概率不是肿瘤，大约有 10% 的患者可出现假阳性，需谨慎对待。通过以上几点，可大致判断肿块的性质。

与肺癌的鉴别点是：①肺炎性假瘤临床症状轻，或无症状；肺癌症状明显，且逐渐加重。②肺炎性假瘤的瘤体增长缓慢或无增长，而肺癌的肿块倍增时间短、发展快。③ CT 扫描可见肺炎性假瘤内有单个或多个小空洞，甚至呈蜂窝样透亮；肺癌的空洞一般呈偏心性厚壁空洞，空洞内有癌结节，很少在一个癌灶内呈蜂窝样低密度影。④肺炎性假瘤在痰的检查、经支气管镜活检中查不到癌细胞，而肺癌有。

2. 结核球

结核球易发生在肺的上叶尖后段或下叶背段，密度均匀，可有钙化，病灶周围可有卫星灶。

肺炎性假瘤还需与慢性支气管炎、肺部恶性肿瘤、肺部良性肿瘤及胸膜间皮瘤等占位病变相鉴别。

七、治疗

由于肺炎性假瘤在术前很难与肺癌相鉴别，因此一经发现，应尽早进行外科手术治疗。手术切除的范围和方式根据病变的大小而定。

（1）病变较小，位于肺表浅部位或肺周边部的肺炎性假瘤，可采用局部切除术或楔形切除术。

（2）病变较大，位于肺实质深部或靠近肺门部大血管和支气管者，需施行肺叶切除术。极少数病例可能需行一侧全肺切除术，尤其是术中冰冻切片检查不能排除肺恶性肿瘤，同时合并有支气管扩张症的病例。

如果肺炎性假瘤切除不彻底，术后可复发。因此，只要患者的一般状况好，心肺储备功能良好，尽可能彻底切除病变。

八、预后

肺炎性假瘤一般预后较好，甚至可自发好转，可表现为临床症状缓解、病灶范围缩小，甚至在影像学上消失。

第五节　肺癌

一、概述

肺癌，又称原发性支气管肺癌，是起源于气管、支气管黏膜或腺体的最常见的肺部恶性肿瘤。按组织病理学特点划分，主要分为非小细胞癌和小细胞癌。肺癌无传染性，但有明显的家族聚集性和遗传易感性。吸烟、职业暴露、空气污染等都是常见的病因。在全球范围内，肺癌的发病率和死亡率极高且呈上升趋势，男性中肺癌发病率和死亡率都位列恶性肿瘤的第一位。

肺癌的临床症状与肿瘤大小、类型、发展阶段、发生部位、并发症和转移情况密切相关，常见的症状有咳嗽、痰中带血、喘鸣、胸痛等。疾病早期可能无明显症状，部分患者在体检时被偶然发现。

对于肺癌的治疗，常用方法包括手术、放疗和化疗等。该疾病的预后因患者情况不同而异，如肿瘤类型、肿瘤分期、年龄、性别等，但整体而言，肺癌的5年生存率并不高。在防治方面，减少吸烟、避免职业和环境暴露、定期体检等措施是关键。

随着生物医学技术的发展和研究的深入，人们对肺癌病因的认识、诊断和治疗手段有了更大的进步。如基因检测检测到EGFR基因突变、ALK基因与ROS1基因融合等，有利于个体化的靶向治疗。同时，肺癌的早期筛查，如低剂量螺旋CT的开发与应用，对提高肺癌的早期诊断率和提高患者生活质量具有重要意义。

二、病因

人体呼吸道细胞同外界环境中各种因素之间相互作用的性质与肺癌发生的关系，至今仍不清楚。一些致癌物质的分子大小、致癌物质在呼吸道内的分布滞留、呼吸道黏膜对致癌物质的反应、致癌物质最后穿透细胞膜并在细胞内的作用部位等因素，可能与肺癌的发生有重要联系。在人体支气管和肺泡上皮细胞中，以下4种细胞可发展为肺癌：支气管表面上皮细胞、神经内分泌细胞、肺泡上皮细胞、支气管壁内的腺体上皮细胞。

有证据显示肺癌的发生与下列因素有关。

1. 吸烟

长期吸烟的患者，其支气管上皮有明显的病理变化，如纤毛消失、细胞数量增加，而且在增厚的上皮内有不典型细胞等。这些改变提示支气管上皮的杯状细胞由增生演变为组织变形和伴有非典型性变，最后发展为原位癌和侵袭性癌的过程。

肺癌的发生与吸烟可能有因果关系。就总体而言，吸烟者肺癌的发病率为非吸烟者的4～10倍，而且肺癌发生的危险性与每天吸烟的数量和吸烟持续的时间呈正相关。肺鳞癌、未分化小细胞癌及腺癌的发生，都与吸烟有关。

2. 职业致癌因子

某些职业的工作环境中存在许多致癌物质。经常接触石棉、放射性物质^{210}Po、三氧化二砷、铬酸盐及镍等物质，与肺癌的发生有较为明确的关系。

3. 大气污染

在城市中，厂矿和机动车辆等排出的有毒气体中含有苯并芘、二氧化硫及砷化合物等物质，这些物质可能具有致癌作用，而且在大气中的浓度较高。因此，城市居民患肺癌的概率约为农村居民的2倍。

三、病理

1. 大体分型

肺癌按其好发部位，右肺肺癌比左肺多见（约为6：1），上叶肺癌比下叶多见（上叶前段易受累），右肺中叶肺癌较为少见。

肺癌按肿瘤发生的解剖部位，临床上分为中心型和周围型两类。

（1）中心型：肿瘤发生于主支气管、叶支气管或肺段支气管开口以上。肿瘤大小不等，形状不规则，质地较硬。向支气管腔内生长的中心型肺癌，可阻塞管腔或导致支气管腔发生环状狭窄。肿瘤向管腔外播散或浸润，或侵犯邻近的肺组织。瘤组织质地一般较为均匀，剖面呈灰白色。

（2）周围型：肿瘤原发于肺段支气管开口以下的支气管。肿瘤形状不规则，质地较硬，与周围肺组织界限清楚或界限不清楚。切面见肿瘤质地一般均匀一致。瘤体较小者多为实性，瘤体较大者其中心可有坏死或空洞形成。肿瘤表面的脏层胸膜往往有脐样凹陷或皱缩。

中心型肺癌和周围型肺癌的血液供应都来自支气管动脉。

中心型肺癌和周围型肺癌各有其不同的病理基础和临床病理特征：①中心型肺癌病理大体分型多属管内型和管壁浸润型，痰细胞学检查的阳性率较高；肿瘤容易堵塞管腔或支气管，因而常合并有肺不张、肺气肿、阻塞性肺炎乃至肺脓肿。因肿瘤多位于支气管腔内或浸润支气管壁，是纤维支气管镜检查的主要适应证，而且检查的阳性率较高。②周围型肺癌由于发生的解剖部位特殊，患者在病程早期多无症状；在晚期，肿瘤容易侵犯胸膜或有胸膜转移，并可合并有胸腔积液。胸腔积液的细胞学检查是其诊断方法之一。

2. 组织学分型

肺癌可分为两大类，即非小细胞肺癌和小细胞肺癌。约 80% 的肺癌为非小细胞肺癌，20% 为小细胞肺癌，两者各有其不同的组织学表现和临床特点。但常在单一肿瘤内有非小细胞肺癌和小细胞肺癌混合的现象，提示所有肺癌有其共同起源。

肺癌组织学分型的意义为：①能阐明不同细胞学类型肺癌的流行病学危险因素。②用以区分不同组织学类型肺癌的生物学行为差异。③促进肺癌光镜诊断的一致性和可靠性，以便对肺癌的临床治疗效果进行较为客观的对比和评价。

（1）非小细胞癌。

鳞状上皮细胞癌（简称“鳞癌”）：一般认为由支气管上皮细胞化生而来，可发生于支气管树的任一部位，但多见于肺段或肺叶支气管。鳞癌常侵犯支气管黏膜下组织和支气管周围的结缔组织，同时向支气管腔内生长，造成不同程度的气道阻塞，受累的支气管黏膜容易发生溃疡而出血。约 2/3 的鳞癌为中心型。周围型鳞癌的中心区易发生坏死，坏死组织排出后形成空洞，并能引起离心性播散，在转移之前有累及局部胸壁的倾向。

腺癌：来源于支气管的腺体或支气管上皮，一般发生于肺与胸膜之间区域内的支气管，生长速度介于鳞癌和未分化癌之间。腺癌占肺癌的 5% ～ 15%，多为周围型，是女性肺癌患者中最常见的一种。腺癌有通过支气管树播散的特性。腺癌侵犯胸膜时，种植于表面的多发性腺癌病灶可在短时间内在胸膜表面形成一层腺癌组织被膜。腺癌可通过肺泡孔（Khon 孔）在气道内直接播散，并通过支气管树在肺内形成粟粒样播散。

大细胞肺癌：是腺癌的一种变异，其组织学定义为无鳞癌、腺癌或小细胞肺癌特征的未分化癌。大细胞肺癌约占肺癌的 1%，多见于 40 ～ 60 岁的男性患者，而且多为周围型。肿瘤在病程早期便可侵入淋巴管和血管，容易破坏局部及邻近组织，患者的预后差。

（2）小细胞癌。

小细胞肺癌是肺癌中恶性程度最高的一种，常发生于主支气管或叶支气管，在病程早期不容易被发现，发病率无性别差异，在组织学和临床上有独特表现。小细胞肺癌发展迅速，在病程早期或原发癌很小时，便可通过淋巴或血行双重渠道发生转移及播散。肺门及纵隔淋巴结发生转移后形成的肿块如果与原发瘤相互融合，则容易被误诊为纵隔肿瘤。

小细胞肺癌有两个特点：①癌细胞很小，仅比淋巴细胞略大。成堆的小细胞是小细胞肺癌的特殊形态。癌细胞呈圆形、卵圆形或梭形，常不规则或带有芒角如燕麦。②癌细胞可排列成小管状、花朵状、条索状或呈腺样结构。

小细胞肺癌超微结构的主要特点是可看到致密轴心有膜包裹的神经内分泌颗粒。

小细胞肺癌可分泌 ACTH，引起库欣综合征；还可分泌抗利尿激素和甲状旁腺激素，患者在临床上表现为异位性抗利尿激素综合征和甲状旁腺激素分泌综合征。

四、转移

1. 直接播散

肺癌可直接侵犯邻近的肺实质，或跨过肺裂沿支气管开口部播散，也可直接侵及胸腔内的邻近结构。

（1）肺癌沿支气管直接浸润播散：①肿瘤直接累及支气管壁和支气管旁组织。②肿瘤直接侵入支气管腔内，特别是起源于靠近肺段支气管或大叶支气管开口部的肿瘤。③肿瘤直接浸润到支气管壁黏膜下的淋巴管内。④肿瘤呈乳头状或息肉状累及支气管腔近端，而且不再继续附着于支气管壁。⑤肿瘤通过支气管上皮的化生过程进行浸润。

（2）直接侵犯胸内邻近结构：①中心型肺癌，有侵犯肺门淋巴结和肺静脉的倾向，并形成肿块。癌肿直接向纵隔播散，侵及喉返神经、膈神经、肺动脉、肺静脉、上腔静脉、主动脉弓、食管、心包、心脏及其大血管。②周围型肺癌，可向各个方向直接扩散，如肿瘤向肺的周边部扩散，可侵犯壁层胸膜和胸壁各层组织。③肺尖部癌，可侵犯臂丛神经的下部神经干和胸椎椎体，在累及交感神经链和胸椎时，患者在临床上易出现 Pancoast 综合征。

2. 淋巴转移

淋巴转移是肺癌转移的主要途径。①胸内：以支气管旁、肺门及纵隔淋巴结转移为多见。一般先转移到肺叶内淋巴结，继而转移到肺门淋巴结，然后转移到纵隔淋巴结。也可呈跳跃性转移，肺癌直接转移到纵隔淋巴结，而肺叶内淋巴结和肺门淋巴结均不受累。②锁骨上淋巴结和腋窝淋巴结：两肺的淋巴都引流到锁骨上淋巴结，左下肺的淋巴引流有横跨纵隔而引流到右侧气管旁淋巴结的倾向。在进行体格检查时，无论原发瘤位于哪侧肺，都应首先检查右侧锁骨上淋巴结有无肿大现象。肺癌转移到腋窝淋巴结的现象较为罕见。③胸膜转移：未分化小细胞肺癌患者，有时大量癌细胞转移到胸膜淋巴管，形成大量淋巴管瘤栓，并在胸膜表面形成多发的白色或灰白色网状结构，称为癌性淋巴管炎。④癌细胞经胸导管或血行转移到淋巴结。

3. 血行转移

肺癌发生血行转移较为多见。当肺癌侵犯静脉系统及癌细胞进入血流后，癌细胞便进入体循环而形成肺癌血行转移。肺癌血行转移与淋巴转移一般同时发生，单纯淋巴转移或血行转移并不多见。

肺癌转移有以下 6 个规律：①鳞癌主要通过淋巴系统向肺门或纵隔淋巴结转移。②小细胞肺癌和腺癌以血行转移为多见。③大多数肺癌的淋巴转移及血行转移同时发生，距原发瘤位置近的淋巴结和器官的肿瘤转移率高于距原发瘤位置远的淋巴结及器官。④在成对器官中，与原发瘤同侧器官的转移率较对侧高。⑤肺癌脑转移以双侧多发性转移为多见，肺癌肝转移大部分为多发性转移。⑥肺癌的转移部位与其组织细胞类型有一定关系，如鳞癌容易转移到肝脏和肾脏，大细胞肺癌和小细胞肺癌多转移到肝脏、脑和肾上腺，而腺癌最容易转移到脑和对侧肺，也可以转移到肝脏和肾上腺。

五、临床表现

1. 肺部症状

（1）咳嗽：约 75% 的病例有咳嗽。引起咳嗽的病变大多数位于大的支气管内，并因其侵蚀支气管黏膜而呈刺激性咳嗽，同时有痰液。

（2）咯血或血痰：是肺癌患者的常见信号症状。6% ～ 57% 的病例有咯血，也是肺癌的早期症状。

（3）胸痛：将近一半的肺癌患者有胸痛症状，多为钝痛或刺痛。如疼痛剧烈并呈持续性，提示肿瘤已经侵犯骨骼或神经。

（4）气短和呼吸困难：肿瘤堵塞主支气管或叶支气管，或肿瘤累及膈神经而使其麻痹，或肿大的转移性淋巴结压迫支气管、隆突时，患者有呼吸困难症状。肺癌引起大量胸腔积液或心包积液时，患者也可出现气短和呼吸困难。

（5）发热：肿瘤堵塞或压迫支气管而引起阻塞性肺炎时，患者可出现发热。癌性发热是在肺癌有广泛转移后出现，系肿瘤坏死、毒素吸收所致，患者高热不退，抗生素治疗无效。

2. 肺癌外侵和转移引起的症状

（1）声音嘶哑：肿瘤浸润或左侧主动脉弓下转移性淋巴结压迫左侧喉返神经而使左侧声带麻痹，患者声音嘶哑。右侧喉返神经受累者罕见。

（2）上腔静脉综合征：中心型肺癌或纵隔转移性淋巴结压迫、侵犯上腔静脉时，患者出现上腔静脉综合征。

（3）霍纳综合征：即颈交感神经丛综合征，是肿瘤侵犯 C_7 和 T_1 外侧靠近脊柱的交感神经节时，使交感神经麻痹而出现的症状。

（4）吞咽困难：约有 1% 的肺癌患者会出现这种症状，因食管旁淋巴结发生转移、肿大而压迫食管所致。

（5）膈神经麻痹：中心型肺癌或纵隔转移性淋巴结侵犯膈神经导致同侧膈肌麻痹。

（6）胸腔、心包腔积液：多因肿瘤发生胸膜腔或心包腔转移所致。胸腔积液可为血性或非血性。

3. 肺外非转移性症状（肺癌的肺外表现）

约 2% 的肺癌患者表现出与肿瘤转移、播散无关而与内分泌综合征相关的症状和体征，如肾上腺功能亢进、高钙血症、类癌综合征以及库欣综合征等。其中最为常见的是库欣综合征，多见于肺燕麦细胞癌；分化较差的腺癌可产生抗利尿激素，患者表现为神志模糊或昏迷，并有明显的低钠血症。肺癌的这些肺外表现均无特异性，也可见于其他部位的恶性肿瘤，但在肺癌患者中较为多见。

六、诊断

（1）胸部 X 线检查。在所有肺癌病例中，97% ～ 98% 的患者在其胸片上有异常征象。在胸片上，可发现由肺癌本身直接造成的一些征象：①肺实质内可见有一密度均匀、边缘锐利的圆形阴影或密度均匀、边缘不规则及界限不清楚的阴影，或可见一密度不均匀的条索状阴影。②在一实体瘤中有空洞形成。③在肺野内有一界限不清楚的片状高密度区。④肺野内有一与肺血管走行方向一致的结节条索影并伴有局部浸润。⑤某一肺段有实变或不张征象。⑥在肺尖部有一模糊的三角形阴影并向肺门延伸。⑦纵隔处有一块阴影或一侧肺门有增大征象。⑧某一肺段或肺叶有阻塞性肺气肿或阻塞性肺炎改变。

（2）胸部CT扫描。其优点和作用为：① CT的密度分辨率高，能显示肺内直径1 cm左右的肿块。② CT横断面无组织结构的影像重叠，能显示普通胸片上不易显示的部位的病变，如心脏后方、后纵隔区、纵隔旁或胸膜下的病变。③能显示肺癌侵犯脏层胸膜的情况。④ CT扫描对肺癌已经累及胸椎椎体，但尚未累及肋骨和邻近结构（心包、胸主动脉或胸壁）的病例，具有极为良好的诊断价值。⑤能显示普通胸片不能显示的纵隔转移性淋巴结，有助于肺癌的临床分期和治疗手段的选择。在胸部CT片上，淋巴结直径大于1.5 cm者为肿大淋巴结，直径大于2.0 cm者多为转移性淋巴结。⑥扫描过程中如使用对比剂，可显示纵隔内重要结构的受累情况，如肿瘤与胸内大血管的关系等。⑦能显示普通胸片检查未能显示的胸腔积液。

（3）胸部MRI检查。对肺癌累及纵隔、肺门的诊断价值较大。在显示肿瘤与胸内大血管的关系方面优于CT，而且其冠状面成像显示主动脉弓下淋巴结、气管隆嵴下淋巴结及锁骨上转移性淋巴结较为清晰，并能显示较小的肺尖部癌。

（4）痰细胞学检查。通过对痰液标本的正确采集和仔细检查，痰细胞学检查的阳性率为45%～90%。肿瘤较大并累及支气管的患者，痰细胞学检查常为阳性。弥漫性肺癌痰细胞学检查的诊断价值高于其他检查手段。

（5）纤维支气管镜检查。有25%～50%的肺癌患者通过纤维支气管镜检查可直接看到肿瘤或获得阳性检查结果。如能看到肿瘤，对肺癌的诊断准确率可在90%以上。

纤维支气管镜检查还能明确肺癌病灶与正常支气管近端之间的距离和气管隆突受累的程度，对肺癌手术方式的选择具有重要参考价值。

（6）外科诊断方法。诊断方法包括：①支气管肺活检。②经支气管壁穿刺活检。③经皮肺穿刺活检。④锁骨上或颈部淋巴结活检。⑤纵隔镜检查。⑥纵隔探查术。⑦开胸活检。⑧胸腔镜检查。上述检查方法属于创伤性诊断手段，可能发生某些并发症，但对有些肺癌患者的诊断、分期以及治疗有其他检查方法无法替代的作用。

七、鉴别诊断

典型的肺癌容易识别，但有时可能与以下疾病混淆。

1. 肺结核

肺结核有咯血症状，容易与肺癌混淆。肺结核好发于儿童、青年，有午后低热、盗汗等较特异的症状，抗结核治疗有效。肺结核病理检查可见结核分枝杆菌，肺癌细胞学检查可见癌细胞。

2. 肺炎

肺炎长期蔓延形成的团块状炎性假瘤，容易与肺癌混淆。肺炎有急性起病史、寒战、高热等症状，病理学检查未见癌细胞。在同一部位反复发生肺炎，应高度怀疑为肿瘤堵塞所致，此时可对病变部位进行活检以做病理学鉴别诊断。

3. 肺脓肿

肺组织化脓形成空洞，容易与癌性空洞混淆。肺脓肿起病急，以寒战、高热、咳嗽、咳大量脓臭痰等感染症状为主，但肺癌仅在继发坏死后出现感染症状。病理学检查有无癌细胞，是鉴别这两种疾病的关键。

4. 肺隐球菌病

肺隐球菌病病变呈结节状，有多发和单发之分，需与肺癌结节鉴别。该病患者既往有饲养鸽子或有鸽粪接触史，血清隐球菌抗原检测呈阳性，病理学检查见病原体即可明确诊断。

5. 肺部良性肿瘤

肺部良性肿瘤如肺错构瘤、纤维瘤、硬化性肺细胞瘤等，临床上多无症状，X 线片常呈圆形肿块，边缘整齐，没有毛刺和分叶。病理学检查是鉴别肺癌和肺部良性肿瘤的关键。

6. 纵隔恶性淋巴瘤

纵隔恶性淋巴瘤临床上常有发热、咳嗽等症状，影像学显示结节有分叶，类似于肺癌的纵隔转移性结节，但支气管刺激症状如剧烈咳嗽、呛咳等不明显，痰液内无癌细胞，与肺癌有着本质上的差别。

八、治疗

目前，手术切除非小细胞肺癌是使患者得以长期生存的有效治疗手段。部分肺癌患者术后可达到临床治愈。

（1）适应证。临床Ⅰ、Ⅱ期和经过仔细筛选的部分Ⅲ期非小细胞肺癌，都是外科手术治疗的对象。有些周围型 $T_1N_0M_0$ 或 $T_2N_0M_0$ 未分化小细胞肺癌患者，经过术前化疗后，也可进行手术切除治疗，5 年生存率可达到 35% 左右。

（2）禁忌证。除个别肺癌脑转移瘤患者外，以下患者均不宜进行手术切除治疗：凡有胸外血行转移或淋巴转移的患者；同侧胸内有广泛淋巴结转移、上腔静脉综合征、食管受肿大淋巴结压迫或心包癌肿转移者；有严重的系统性疾病（如心功能、肺功能严重损害等）者。

（3）对肺癌切除可能性的估计。肺癌患者术前经过各种检查后未发现手术禁忌证而行剖胸探查术，其中有 15% ～ 20% 的患者经探查证实肿瘤不能切除。其主要原因为：①胸膜有广泛的转移癌。②肿瘤直接侵犯其邻近重要结构，如食管、上腔静脉、胸主动脉、一侧肺动脉主干近心端。③肿瘤与肺门及其周围的重要结构浸润粘连而呈“冻结”状态，无法解剖、显露及处理肺动脉和肺静脉。④肿瘤侵犯的范围超过术前估计的范围，患者的心功能、肺功能又不能承受较大范围的肺切除手术，被迫中止手术。

但在剖胸探查术中肿瘤能否切除，除与上述原因有关外，还与术者的技术水平、临床经验及责任心、麻醉工作和医疗设备以及各科室间的密切配合有很大关系。剖胸后，应尽一切努力争取彻底切除肿瘤或大部分切除肿瘤，尽量减轻患者的肿瘤负荷，不能轻率关胸，以减少单纯行剖胸探查术次数。

剖胸探查术中，操作要轻巧，尽量减少对肿瘤的挤压，以预防或降低肿瘤远处播散、呼吸道种植转移及瘤组织脱落堵塞呼吸道并造成患者窒息的概率。对肺癌患者进行剖胸探查的要求为：注意胸膜、纵隔和心包有无肿瘤直接浸润或转移播散；注意主动脉、上腔静脉或食管有无受累现象；如肿块与肺门结构因浸润粘连而固定，应切开心包进行探查，以确定有无在心包内处理肺血管和切除肿瘤的可能。

（4）手术治疗的原则。肺癌的手术治疗原则是尽可能彻底切除肿瘤和最大限度地保留健康的肺组织。因此，肺癌手术治疗的关键问题是肺切除的范围。

肺癌的术式一般以肺叶切除和袖式肺叶切除为主，必要时进行一侧全肺切除术。个别肿瘤局限、瘤体较小的周围型肺叶，可采用楔形切除术或肺段切除术，以便保留更多的健康肺组织，提高患者的术后生活质量，并为再次施行肺切除术留有余地。

①肺叶切除术：是治疗肺癌的首选术式。标准的肺叶切除术应包括根治性的淋巴结切除术，同时要保证支气管切缘无瘤细胞残留。

②袖式肺叶切除术：是一种改良的肺叶切除术，主要适用于肿瘤位于左肺或右肺上叶支气管开口部的病例。

③双肺叶切除术：当右肺上叶前段的癌肿跨过水平裂侵犯中叶或中叶肺叶累及右肺上叶时，便需行右肺中叶、上叶双叶切除术。右肺中叶、下叶双叶切除术

曾一度作为右肺下叶癌或中叶癌的标准切除术式。现在认为如果癌肿仅限于 1 个肺叶内，淋巴引流区域无转移性淋巴结，便无必要施行双叶切除术，而应该施行标准的肺叶切除术。

④全肺切除术：一侧全肺切除术适用于心肺功能良好、年龄在 60 岁以下、能耐受这种手术的病例；影像学检查和纤维支气管镜检查适用于一侧主支气管有肿瘤及肿瘤浸润，但又不能施行袖式肺叶切除术者；各种临床检查和剖胸探查适用于证实一侧肺动脉主干或第 1 分支水平已有癌肿，而且范围较大，无法做部分血管壁切除或肺动脉干袖式切除术者；中心型肺癌跨过肺裂，累及 1 个肺叶以上，如左侧累及上肺、下肺及右侧累及 3 个肺叶者；中心型肺癌虽局限于 1 个肺叶，但肿瘤较大或突向肺门，解剖和处理肺叶血管在技术上已无可能，因而无法保留余肺，只能施行全肺切除术。

⑤扩大的全肺切除术：一侧全肺切除加纵隔淋巴结清扫或心包内结扎肺血管切除术称为扩大的全肺切除术。这种术式适用于癌肿已经累及肺的大血管近端而又能进行全肺切除术的病例。

⑥肺段或肺楔形切除术：肺段切除术适用于肺功能差、肿瘤直径大于 2 cm（Ⅰ期，$T_1N_0M_0$）的周围型肺癌患者；肺功能有严重障碍，直径小于 2 cm（Ⅰ期，$T_1N_0M_0$）的周围型肺癌患者，病灶单纯楔形切除术是可供选择的术式。

九、预后

影响肺癌手术治疗效果的因素有很多，而且这些因素之间的相互关系极其复杂。肺癌的生物学特性、TNM 分期、细胞类型、部位以及肿瘤的倍增时间等，都是影响肺癌外科疗效和患者预后的重要因素，其中肺癌的 TNM 分期和细胞类型是最重要的因素。据近年来国内外大宗肺癌外科手术切除病例的疗效来看，肺癌切除后的 5 年生存率分别为鳞癌 40%、腺癌 30%、大细胞肺癌 30%、小细胞肺癌 20%。

第六节　肺转移瘤

一、概述

人体任何部位的癌肿，都可以转移到肺。在死于恶性肿瘤的患者中，约 30% 的患者有肺转移。大多数肺转移瘤为多发性，而且累及两肺，约 10% 的患者为单发性肺转移瘤。

二、病因

一般认为原发癌的生物学特性和机体的免疫状态是发生肺转移瘤最主要的因素。肺转移瘤发生时，一般是细胞停留在肺的小动脉或毛细血管的分叉部位，黏附在毛细血管的内皮上，与纤维素等形成凝块。然后穿过管壁进入血管外的结缔组织，开始增殖，变为小的瘤体，形成转移性肿瘤。如果循环在血流中的恶性肿瘤细胞不能附着或穿入软组织，则被吞噬细胞吞噬，就不能形成转移灶。因此从动力学和免疫学观点来看，机体的血液黏稠度和免疫功能对肿瘤的肺转移影响很大。

三、病理

肺转移瘤的形成，主要是瘤细胞通过血行（肺动脉）途径到达肺，并有可能发展为肺转移瘤，只有少数瘤细胞经支气管动脉转移到肺。

人体各部的恶性肿瘤，都有可能通过血行或淋巴转移到肺，或通过直接浸润和蔓延的方式转移到肺，但较少见。

肉瘤只通过血行转移到肺，而癌既可通过血行也可通过淋巴转移到肺。

大多数肺转移瘤为球形实体瘤，有时可有空洞形成。肺转移瘤中有空洞，可能是由于其供养血管有血栓形成及继发性缺血所致。肺转移瘤的供养血管不像肺原发瘤那样明确。

肺转移瘤最常见的原发瘤部位有结肠、直肠、肾脏、膀胱、乳腺、子宫、卵巢及睾丸等。

容易发生肺转移的原发性肉瘤有纤维肉瘤、成骨肉瘤、软骨肉瘤、平滑肌肉瘤等。

四、临床表现

肺转移瘤如不累及胸膜、支气管或邻近器官，患者一般无任何临床症状，大部分病例都是在常规 X 线检查或肺 CT 扫描时发现的，或是在进行尸检时发现的。在其晚期，患者可能有咯血、咳嗽、发热、胸痛及呼吸困难等症状，类似原发性肺癌的晚期症状。偶尔个别患者有肥大性骨关节病的表现。

五、诊断

诊断主要依靠病史和胸部影像学检查。

如结肠、乳腺、肾脏、骨关节、子宫、睾丸、软组织及皮肤等处的恶性肿瘤，在手术切除后，肺部影像学检查发现肺内有孤立性结节影或多发性结节影，应高度怀疑为肺转移瘤。

已知肺外有原发癌或肉瘤，如肺部 X 线检查发现多发性占位性病变，其性质几乎均为转移瘤。

已知肺外其他部位有癌肿，如胸部 X 线检查发现肺部有一孤立性病灶时，肺部病变的性质有 3 种可能：①原发性肺癌。②已知的原发癌发生肺转移。③肺良性病变。

在胸部 X 线检查及肺 CT 扫描时，肺转移瘤一般呈结节状或圆形阴影，但也可表现为浸润性、淋巴管炎性、粟粒性阴影，甚至表现为块状阴影或肺实变影。为明确诊断，需做纤维支气管镜检查、痰细胞学检查、经皮肺穿刺活检乃至剖胸活检。

六、鉴别诊断

肺原发性肿瘤和继发性肿瘤的鉴别有时比较困难。在临床上，原发肺癌切除后肺内又出现孤立性病灶，既可能是不同期的多原发癌，也可能是肺转移瘤。第二原发癌如果与第一原发癌的病理类型相同，其鉴别就更加困难。有学者强调用出现的时间间隔及淋巴引流的相关性来区别原发和转移。目前多数学者赞同间隔 3 年以上应考虑多为原发性；同期出现于肺内的原发癌需无淋巴引流相关性，并且分别在不同的肺叶内。一般来讲，鳞癌的肺内转移较少，而腺癌较多；而如果是肉瘤性质的肺肿瘤，则首先排除原发性。

肺转移瘤还应和一些肺内的良性疾病相鉴别：①结核球，常单发、空洞，多呈厚壁裂隙样，可见局限弧形、环形或弥漫性斑点状钙化。与肺门间常有索条状阴影相连，附近肺野有卫星灶。②金黄色葡萄球菌性肺炎，特点是起病急，临床症状重，高热为首要表现，可出现肺气囊、气液平面等。随访观察病情变化快。③囊状支气管扩张，常咯血，病灶沿支气管分布，呈葡萄串样，表现较典型。④其他如一些良性肿瘤也可发生肺内转移，如来源于子宫平滑肌瘤、葡萄胎、骨巨细胞瘤、成软骨细胞瘤、唾液腺多形性腺瘤和脑膜瘤，在放射学上难与恶性肿瘤肺转移相区分。与恶性肿瘤相比，良性肿瘤的转移性肺结节常常生长缓慢。

七、治疗

对大部分孤立性肺转移瘤患者，如无其他手术禁忌证，应选择外科手术切除病灶，术后 5 年生存率并不低于原发性肺癌患者。

（1）手术治疗原则：原发瘤已经控制或能够控制，患者的全身情况较好，或经短期的支持治疗后全身情况明显好转，无潜在的临床远处转移征象。患者全身免疫功能较好的疗效较好。有证据表明肺部病变确系转移瘤，而且经过多种检查（如 X 线检查、B 超检查、同位素扫描、血流图检查、脑脊髓检查、尿液检查、脑 CT 扫描以及血浆 CEA 动态测定等）未发现其他器官有远处转移瘤，与其他治疗方法相比，手术治疗效果可能最好。

原发瘤的组织类型与肺转移瘤手术治疗的效果及预后有密切关系，也是决定肺转移瘤是否选择手术治疗的先决条件之一。如分化较好的非小细胞肺癌、软骨肉瘤、纤维肉瘤及成骨肉瘤等，只要原发瘤得到控制，肺转移瘤便可进行手术治疗；黑色素瘤、尤因肉瘤等非常容易发生全身性转移，所以肺转移瘤不宜考虑施行外科手术治疗。

在其原发瘤经过治疗后有较长的无瘤间隔时间，而且肿瘤倍增时间较长（大于 40 天）。原发瘤治疗后 1 年内出现肺转移瘤，肿瘤倍增时间小于 3 个月者预后不良，这种情况下肺转移瘤不适宜手术治疗。

一侧单发的肺转移瘤最适于手术治疗，一侧 2 ～ 3 个肺转移瘤也可进行手术治疗。一侧或双侧多发性的肺转移瘤，一般不考虑手术治疗，但并非绝对手术禁忌证。

（2）外科治疗的术式选择：原则上应进行局部切除或肺段切除，偶尔行肺叶切除术，以最大限度地保留健康的肺组织和维持良好的肺功能，也可为再发生肺转移瘤时留有再次进行手术治疗的条件。对两侧肺有转移瘤的患者，应根据患者的全身情况，采用分期或一期手术切除转移瘤的方法；如采用一期切除的方法，多选用胸骨正中劈开切口，但这种术式需慎重考虑后才能选择。

肺转移瘤除肯定有胸内淋巴结转移的病例外，一般不做胸内淋巴结清扫术。

八、预后

多发性肺转移瘤患者中，约 1/3 的患者在手术治疗后 1 年内死亡。如果外科治疗与化疗、生物治疗和免疫治疗等综合治疗相结合，有可能改善患者的预后。

孤立性肺转移瘤患者的预后较好，切除术后的 5 年生存率为 26.7% ～ 40%。

第七节　神经鞘肿瘤

一、概述

神经源性肿瘤占纵隔肿瘤的 19% ～ 27.1%，其种类繁多，大多位于后纵隔脊柱旁沟区域。儿童神经源性肿瘤恶变率较高（50%），成年人在 10% 以下。Gale 等根据神经细胞的胚胎发生，将其分为三类，即神经鞘肿瘤、神经节细胞肿瘤及副神经节细胞肿瘤。

神经鞘肿瘤起源于神经嵴的支持细胞，以良性为主，约占 90%。一般分为神经鞘瘤和神经纤维瘤。恶性者为恶性神经鞘瘤，也称神经肉瘤。

二、病因

1. 饮食因素

不良的饮食习惯会导致神经系统疾病的发生，如吃重口味的食物或变质的食物，会增加神经鞘肿瘤形成的概率。建议在日常生活中改善饮食，形成良好的饮食习惯。

2. 慢性炎症

慢性炎症的刺激会导致神经鞘细胞分裂异常，从而形成神经鞘肿瘤。日常应多进行体育锻炼，增强抵抗力。

3. 神经功能障碍

如果经常处于消极情绪，会进一步加重神经功能障碍，形成神经鞘肿瘤。建议通过手术进行治疗，且需要定期复查。

除上述因素外，外界因素刺激和致癌因素也会导致神经鞘细胞的异常增殖，从而形成神经鞘肿瘤。

三、病理

神经鞘瘤的发生率较神经纤维瘤略高。发病年龄为 30 ～ 50 岁。神经鞘瘤为施万细胞组成，包膜完整，瘤体生长缓慢，呈结节状，常有变性，质地软硬不一，极少发生恶变。瘤细胞分为 Antio A 和 Anio B 两型。

神经纤维瘤多见于 20 ～ 40 岁。瘤为实质性，常呈白色，质细嫩，无包膜，由增生的施万鞘和轴索所组成的网包围着，恶变率为 10%。

恶性神经鞘瘤又称恶性施万瘤，也称神经肉瘤，多发生于婴儿或老年人，常外侵或发生远处转移。

四、临床表现

神经鞘肿瘤一般无症状，常在 X 线胸透时偶然发现。部分患者可有胸部隐痛，偶见霍纳综合征。体积大者可占据一侧胸腔，压迫肺与其他脏器引起相应症状，如咳嗽、气急、胸闷等。哑铃形肿瘤一端在椎管内可压迫脊髓引起脚体麻痹，侵及臂丛神经可致上肢麻痹。多发性神经纤维瘤可在身体各部呈大小、数目不一的结节状病灶。

五、诊断

（1）依据症状与体征可做出诊断。

（2）胸部 X 线检查：圆形或椭圆形孤立块影，大多位于脊柱旁沟上中部。边缘清晰锐利，密度均匀，极少钙化。肋骨下缘受压可引起骨质退行性或增生性改变，压迫椎骨可使椎间孔扩大。

（3）CT 扫描：可确定肿瘤是否侵入椎管内，并可显示有无胸膜、肺转移。

（4）MRI：不仅可确定椎管内有无受侵，还可了解受侵的长度。

六、治疗

手术切除最为理想。常规取后外侧切口，体积小、椎管内无肿瘤者可在电视胸腔镜下切除。椎管内生长的哑铃形肿瘤，应与神经外科医生一起手术。先分离椎管内肿瘤，然后再分离胸腔内肿瘤，部分或分块切除。瘤体巨大合并上腔静脉综合征者，可采用胸骨正中切口加一侧前胸外侧切口。在切除肿瘤的同时切除受侵的上腔静脉，并进行人造血管重建。恶性神经鞘瘤术后应加用放疗。

术后常见并发症为霍纳综合征，或椎管内出血造成脊髓压迫。

七、预后

良性肿瘤预后良好，恶性者多在术后 1 年内死亡。

第八节　神经节细胞肿瘤

一、概述

神经节细胞肿瘤起源于神经嵴的神经细胞，好发于儿童，包括神经节细胞瘤、神经母细胞瘤等。

二、病因

1. 遗传因素

多见于神经节，多为单发，质地较硬，切面为灰白色，有时可有出血、囊变等。多数患者无明显症状，少数患者可能出现疼痛、感觉异常等症状，患者多有家族史。

2. 环境因素

如果患者长期处于有毒的环境中，如含有铅、有机汞等化学物质，可能会对神经造成一定的刺激。

3. 外伤因素

如果患者受到外伤，可能会导致神经受到损伤，从而引起肿瘤。

三、病理

神经节细胞瘤为良性肿瘤，多见于儿童。瘤体通常较大，包膜完整，常与交感神经干或肋间神经干相连。若肿瘤部分在椎管内生长可呈哑铃形。组织学形态是成熟的节细胞在施万细胞和结缔组织的间质中，其恶变率为 20% ～ 40%。

神经母细胞瘤由未分化的交感神经细胞组成，属高度恶性。其占儿童纵隔神经源性肿瘤的 50% 左右，发病年龄多在 5 岁以下。病理形态是神经母细胞在纤维组织网周围形成玫瑰花状的环。神经母细胞瘤根据国际神经母细胞瘤分期原则分为以下几期。

Ⅰ期：肿瘤局限于原发区域者，完整切除，同侧和对侧区域性淋巴结呈阴性。

Ⅱa 期：单侧肿瘤未完整切除，同侧和对侧区域性淋巴结呈阴性。

Ⅱb 期：单侧肿瘤完整或未完整切除，同侧区域性淋巴结呈阳性，对侧淋巴结呈阴性。

Ⅲ期：肿瘤累及双侧，或单侧肿瘤对侧淋巴结呈阳性。

Ⅳ期：肿瘤扩散到远处淋巴结、骨、骨髓、肝或其他器官。

四、临床表现

气短、出汗、皮肤潮红等是常见的症状，主要是自主神经节肿瘤细胞产生的儿茶酚胺所致。腹泻、腹胀与肿瘤分泌血管活性肠肽激素有关。

胸痛、霍纳综合征、截瘫等是神经母细胞瘤常见的症状。部分患者可出现舞蹈眼、眼球震颤等，可能是抗体产物或免疫反应所致。肿瘤切除后，患者眼的异常运动逐渐消失。

五、诊断

（1）症状与体征。

（2）胸部 X 线检查表现因肿瘤分化程度而异。良性者为脊柱旁沟的实质性块影，界限清楚，不少可见点状钙化。神经母细胞瘤肿块界限不清，也可见点状钙化，常伴有附近骨质的改变或椎管内侵犯。

（3）尿香草基扁桃酸及高香草酸含量升高，此为儿茶酚胺的降解产物。肿瘤切除后可降至正常值，复发则会再度升高。

（4）肿瘤免疫组化神经元特异性烯醇化酶（NSE）染色均为阳性，单抗免疫显微镜检查 SY38 蛋白为阳性。

六、治疗

神经节细胞瘤手术切除，预后良好。

神经母细胞瘤的治疗随肿瘤分期而不同。Ⅰ、Ⅱ期者手术切除，必要时加术后治疗。Ⅲ期者应争取完整切除或大部分肿瘤切除，术后加用放疗和化疗。Ⅳ期者主要用化疗，预后异常恶劣。

七、预后

神经母细胞瘤 1 岁以内的婴儿预后比较大的儿童好，尤其在初生 3 个月内自然消失率高。据文献报道，1 岁以下者 2 年生存率约为 47%，1 ～ 2 岁者为 13%，2 岁以上者为 7%。

第九节　副神经节细胞肿瘤

一、概述

起源于交感神经者称为真正的副神经节细胞瘤，也称嗜铬细胞瘤；起源于副交感神经者称为非嗜铬副神经节细胞瘤或化学感受器瘤。

二、病因

腹膜后神经性肿瘤可能是由环境、辐射和遗传等因素造成的。

1. 环境因素

腹膜后肉瘤可能与环境中的致癌物有关，如石棉、苯氧乙酸除草剂和氯酚等。

2. 辐射

肉瘤可能与暴露于高剂量辐射下有关，放疗后常见的肉瘤是恶性纤维组织细胞瘤。

3. 遗传因素

部分病例有家族遗传史，与腹膜后肿瘤相关的遗传因素较多，如神经纤维瘤病Ⅰ基因位于 17 号染色体中部，神经纤维瘤病Ⅱ基因位于 22 号染色体。

三、病理

非嗜铬副神经节细胞瘤较少见，大多为良性，恶变率为 12% 左右。肿瘤质软、有广泛的血供。组织学形态为富于血管、腺泡状结构、类上皮细胞成巢。良性、恶性在组织学上难以区别。

嗜铬细胞瘤也少见，约占纵隔肿瘤的 1%，可产生肾上腺素或去甲肾上腺素。瘤体被血运丰富的胸膜覆盖，肿瘤质软，呈红褐色，腺样生长。以重铬酸钾染色，镜下胞质内充满棕黄色颗粒。

四、临床表现

非嗜铬副神经节细胞瘤一般无症状。

嗜铬细胞瘤部分可无症状，但大多出现心悸，气促，出汗，心前区或上腹部疼痛、紧缩感，持续性高血压等表现。这是肿瘤分泌肽类激素所致。

五、诊断

（1）根据症状与体征可做出诊断。

（2）胸部 X 线检查表现为块影位于前纵隔或中纵隔的上部、中部，或内脏纵隔主动脉弓附近；孤立或多发，呈圆形或卵圆形，边缘较清晰。

（3）血儿茶酚胺、24 小时尿香草基扁桃酸升高可高度怀疑为嗜铬细胞瘤。

（4）间位碘化苄胍（^{131}I–MIBG）闪烁照相辅以快速 CT 扫描可帮助探测藏在心房壁内或紧贴主动脉窗的较隐蔽的化学感受器瘤。

六、鉴别诊断

1. 血管外皮瘤

副神经节细胞瘤不产生网状纤维，用网状纤维染色可与血管外皮瘤鉴别。

2. 腺泡状软组织肉瘤

副神经节细胞瘤细胞较小，胞质内不见 PAS 阳性颗粒。

七、治疗

首选手术切除，如肿瘤血管十分丰富、手术十分危险时可仅做活检。术后应行放疗。

手术切除纵隔内嗜铬细胞瘤，具有与切除其他部位嗜铬细胞瘤相同的危险。术中要控制血压的剧烈波动。心肌内的嗜铬细胞瘤应在体外循环下行手术切除。

八、预后

良性者术后预后良好，恶性者差。

第十节　胸腺瘤

一、概述

胸腺位于前上纵隔，附于心包及心底部大血管之上，分左、右两叶，在中线融合，呈“H”形。胸腺参与细胞免疫和神经肌肉传递功能，随年龄的增长而逐渐退化。成年人胸腺肿瘤约占前纵隔肿瘤的 47%，按肿瘤组织学可分为胸腺瘤、胸腺癌、胸腺类癌。

胸腺瘤是由胸腺上皮细胞分化而来，多发于前纵隔的肿瘤。肉眼所见的胸腺瘤一般呈圆形或卵圆形，体积大小不一，肿瘤质地软，颜色多为深褐色或灰红色。肿瘤可呈现叶状轮廓，其间可有明显的灰白色纤维组织隔，早期可无症状，多于体检时发现，有症状时临床上常表现为胸部钝痛、气短及咳嗽等症状。胸腺瘤可发生局部侵犯或远处转移，完全切除后有复发的可能。但胸腺瘤作为一种生物学行为恶性程度相对较低的肿瘤，患者若进行早期治疗，可获得较好的治疗效果。

二、病因

胸腺瘤的病因目前还不是十分清楚，可能与基因遗传相关，酒精、烟草、电离辐射都是诱发胸腺瘤的高危因素。

三、病理

胸腺瘤约 90% 位于心包前上纵隔，6% 位于后上纵隔，少数可发生在颈部或近膈肌的下纵隔，甚至肺门或肺实质内。胸腺瘤病理学上分为 4 类：上皮细胞型（27%）、淋巴细胞型（22%）、混合细胞型（50%）及梭形细胞型（1%）。其中上皮细胞型和混合细胞型常具外侵性。临床及病理学认为，一旦胸腺瘤浸润到包膜或包膜外，即可视为恶性胸腺瘤。胸腺瘤一般分为以下 4 期。

Ⅰ期：包膜完整，镜下无肿瘤细胞浸润。

Ⅱ期：肿瘤浸润包膜或纵隔脂膜。

Ⅲ期：浸润邻近器官（心包、大血管等）。

Ⅳ期：有胸膜、心包种植转移，或有淋巴或血运远处转移。

四、临床表现

胸腺瘤可发生于任何年龄，但以 50 岁左右为多见。

约 50% 的患者无任何临床症状，部分患者有胸部钝痛、气短及咳嗽等症状，近 20% 的患者可出现体重减轻、乏力、发热、盗汗和其他不适，约 40% 胸腺瘤患者可伴重症肌无力，而 10% ～ 15% 的重症肌无力患者合并有胸腺瘤。重症肌无力是神经肌肉传导障碍所引起的骨骼肌无力，如眼睑下垂、复视、发音不清、咀嚼无力等。严重时可出现呼吸肌无力以致死亡。5% 的胸腺瘤患者可伴有单纯红细胞再生不良。这是由于胸腺瘤患者血液中 IgG 抗体抑制红细胞生成素和血红蛋白的合成所致。

梭形细胞型胸腺瘤患者中，10% 可合并获得性丙种球蛋白缺乏症，多为老年患者。这是由于血液中抑制性 T 淋巴细胞抑制免疫球蛋白的合成所致。

极少数胸腺瘤患者可合并某些自身免疫性疾病，如系统性红斑狼疮、Hashimoto 甲状腺炎、恶性贫血、溃疡性结肠炎等。

17% 的胸腺瘤患者可发生其他器官肿瘤。

五、诊断

（1）症状与体征：同时伴有重症肌无力，对胸腺瘤的诊断有决定意义。

（2）胸部 X 线检查：正位片可见圆形或椭圆形块影，边缘锐利或有分叶；侧位片可见密度较淡、模糊不清的阴影。10% 的胸腺瘤可见钙化，瘤体边缘条状钙化影往往提示肿瘤为良性。

（3）CT 扫描：可确定胸腺瘤的范围，并提示有无气管或上腔静脉狭窄、胸腔积液或心包积液、肺内转移、膈肌侵犯等，对术前判断有明显帮助。

（4）外科活检：一般不进行，必要时可行针刺活检或纵隔镜、电视胸腔镜下活检，以获得病理诊断。

（5）年轻的纵隔肿瘤患者，可查血清 AFP 和 β-HCG，以与恶性生殖细胞肿瘤相鉴别。

六、鉴别诊断

需与胸腺瘤鉴别的病变包括畸胎瘤和升主动脉瘤。

畸胎瘤常发生在中青年，可无症状，或有反复发作的肺部感染，有时有咳出毛发或油脂样物的病史，X 线检查肿块内可有牙齿或骨骼钙化影，囊性畸胎瘤经超声检查予以确定。

临床上，将纵隔肿瘤误认为升主动脉瘤，或将升主动脉瘤误诊为胸腺瘤均有发生。在胸部侧位相，升主动脉瘤呈梭形、圆形阴影，沿自左心室，胸透可见肿块呈膨胀性搏动，听诊可闻及杂音，二维超声检查可发现升主动脉扩张，彩色多普勒检查可见湍流频谱，胸部 CT 可显示升主动脉局限性瘤样扩张。诊断有困难时可行升主动脉造影。近年来，MRI 在临床上应用逐渐增多，对于心脏大血管畸形及血管瘤的诊断有特殊的价值，是区分纵隔肿瘤与升（降）主动脉瘤敏感而有效的检查方法。

七、治疗

1. 手术治疗

胸腺瘤首选手术治疗。一般取胸骨正中切口，肿瘤体积较大且突向一侧可加用该侧前胸外侧切口（即呈侧“T”形切口），不仅有利于瘤体的完整切除，且便于被侵犯的邻近器官（肺、胸膜、心包等）的同时切除，以及被侵犯的上腔静脉同时切除后的血管移植。老年患者或有开胸禁忌者可选用颈横切口。

胸腺瘤合并重症肌无力，手术要求在切除胸腺瘤的同时彻底清除胸腺组织及脂肪组织。这是手术成功的关键。

术前常规使用维持量抗胆碱酯酶药。术前早晨加用 1 个剂量以使患者安全度过麻醉诱导关。麻醉中禁用箭毒等肌肉松弛剂。术后加用较大剂量皮质类激素（地塞米松 20 ～ 30 mg，Ⅳ微泵 24 小时维持，以后改用泼尼松 20 ～ 30 mg，顿服，每天 1 次）。密切观察病情变化，注意鉴别肌无力危象与胆碱酯酶危象，随时准备再次气管插管、人工呼吸机辅助呼吸。

2. 放疗

胸腺瘤无论完整切除还是姑息性切除，术后均应放疗。

3. 化疗

Ⅲ、Ⅳ期肿瘤术后可加用化疗，对不能手术的胸腺瘤患者可采用化疗加放疗，40% 左右的患者可获缓解。常用药物可采用 FACP 方案（氟尿嘧啶 750 mg，环磷酰胺 800 ～ 1000 mg，阿霉素 50 mg，顺铂 40 ～ 60 mg）或 CHOP 方案（环磷酰胺 800 ～ 1000 mg，阿霉素 50 mg，长春新碱 2 mg，泼尼松 100 mg）。

八、预后

胸腺瘤的预后与肿瘤的病理类型、病理分期以及所采用的治疗方式等多因素相关，Ⅰ期和Ⅱ期胸腺瘤患者完全切除后的 10 年生存率分别约为 90% 和 70%。胸腺瘤有术后复发的风险，应注意定期随访。

第十一节　胸腺癌

一、概述

胸腺癌是一种少见的纵隔恶性肿瘤，来源于胸腺上皮细胞，最常见的组织类型是鳞癌和未分化癌。胸腺癌在组织学行为上表现出明显不同于胸腺瘤的恶性生物学行为。胸腺癌多见于成年男性，平均年龄为 50 岁，其中类淋巴上皮瘤样癌也可见于儿童，基底细胞样癌多见于中老年男性，黏液表皮样癌与腺鳞癌也可见于中老年女性。

二、病因

胸腺癌是胸腺罕见的侵袭性恶性肿瘤，目前病因尚不明确。

三、病理

根据 Marchevsky 的组织学分型（目前最常采用的方法），胸腺癌可分为鳞癌、淋巴上皮瘤样癌、基底细胞样癌、黏液表皮样癌、肉瘤样癌、小细胞未分化细胞混合癌、透明细胞癌和未分化癌。此外，也有其他分型标准。Mtiller Hermelink 分型对预后有一定价值，根据他的观点，胸腺癌可分为分化良好型和Ⅱ型恶性胸腺瘤型。分化良好型肿瘤组织中可见少许皮质和髓质结构存在，Ⅱ型恶性胸腺瘤型的肿瘤组织中完全无皮质及髓质结构存在。

四、临床表现

胸腺癌可具有恶性肿瘤的一般症状，如体重减轻、胸痛、咳嗽、气促等。少数患者可有上腔静脉梗阻的表现。

五、诊断

（1）根据症状与体征可做出诊断。

（2）胸部 X 线检查：前纵隔块影边缘常不规则，少部分可有胸骨骨质破坏的表现。

（3）胸腺淋巴上皮瘤样癌的 EB 病毒抗体滴度较高。

六、鉴别诊断

胸腺癌与精细胞瘤、胚腺癌等癌症症状具有一定的相似性，需鉴别诊断。多通过组织病理学检查鉴别，但偶有病例需采用电子显微镜和免疫细胞化学技术。精细胞瘤无胸腺癌所具有的胞质张力丝和结构完好的胞桥小体，且有大量胞质糖原质和复合核仁形式。胚腺癌通常包括超微结构性胞质甲胎蛋白小球，且缺少真性张力丝。从免疫组织化学上来讲，精细胞瘤呈胎盘碱性磷酸酶阳性和上皮膜抗原阴性、细胞角蛋白阴性。胚胎腺癌呈上皮膜抗原阴性、细胞角蛋白阳性，且包括胎盘碱性磷酸酶和甲胎蛋白。出现胸腺囊肿的胸腺癌可能与被称为“增生性胸腺囊肿”的病理难以区分，而这类增生性囊肿是以鳞状囊肿内细胞巢凹入下层基质的不规则部分为特征的。然而与鳞腺癌不同的是，这类增生从细胞的角度上来讲是良性的，且无自发性坏死。

七、治疗

胸腺鳞癌首选手术切除，术后加用局部放疗。

胸腺淋巴上皮瘤样癌因其形态学上与鼻咽部淋巴上皮瘤相似，故首选放疗，必要时也可手术切除加放疗。

八、预后

胸腺癌恶性程度高，预后差。根据不同文献报道，胸腺癌患者的 5 年生存率为 20% ～ 70%。

第十二节　胸腺类癌

一、概述

胸腺类癌是胸腺神经内分泌细胞肿瘤的一种。胸腺类癌来源于胸腺内的 Kultschitsky 细胞（一种神经内分泌细胞），细胞有中度或轻度的多形性，此种细胞可分泌多脑、多胺、激素和前列腺素。胸腺类癌系低度恶性肿瘤，较胸腺瘤有更多的侵袭行为。原发性胸腺类癌很少见，其发病率占胸腺肿瘤和囊肿的 2% ～ 6%。男性发病多于女性，男女比例为 3∶1，平均年龄为 42 岁。

二、病因

半数患者在手术确诊前无症状，于胸部 X 线检查中无意发现。少数患者仅有前胸疼痛、咳嗽、咯血、气促等非特异性症状，若肿瘤侵犯上腔静脉则可出现上腔静脉综合征，个别患者也可表现为疲劳、发热、盗汗等。部分胸腺类癌患者在确诊前常出现典型的库欣综合征，这是由于胸腺类癌中的神经内分泌细胞产生异位性 ACTH 所致。其他内分泌紊乱综合征，如抗利尿激素增多症、甲状旁腺功能亢进症、胰岛细胞瘤、马方综合征和肥大性骨关节病等，也不少见。胸腺类癌患者容易发生远处转移，20% ～ 30% 的患者就诊时就发生骨或皮肤的远处转移。

三、病理

胸腺类癌的组织学特点与其他部位的类癌相似。电镜下可见玫瑰花样结构及肿瘤中心性坏死，并有大量神经内分泌颗粒。免疫组化检查显示，神经元特异性烯醇化酶、白细胞分化抗原、缩胆囊素、嗜铬粒蛋白、突触素呈阳性，免疫球蛋白、卵磷脂胆固醇酰基转移酶呈阴性。

四、临床表现

半数患者可无任何临床症状，少数患者可有胸痛、咳嗽、气促、乏力、贫血、低热等症状。约 1/3 的患者出现库欣综合征，15% 的患者出现内分泌功能紊乱。

五、诊断

（1）根据症状与体征可做出诊断。

（2）胸部 X 线检查：前纵隔实质性分叶状块影，少数可有点状钙化。

（3）CT 扫描可显示较小体积的胸腺肿瘤及侵犯上腔静脉的表现。

（4）高度怀疑此症的患者可进行放射性同位素检查，约 1/3 的患者已有骨转移。

六、鉴别诊断

1. 上皮性胸腺瘤

上皮性胸腺瘤的核内染色质不像胸腺类癌那样均质分布，而且常被内部的纤维条索分隔成小叶状。胸腺类癌嗜铬粒蛋白免疫组织化学染色呈阳性，而胸腺瘤为阴性。

2. 胸腺内甲状旁腺腺瘤

胸腺内甲状旁腺腺瘤患者临床常有高钙血症，这与内分泌性病理损害的特点正相反，但有些病例可出现无激素引起的症状，易与胸腺类癌相混淆。光镜、电镜及免疫组织化学检查可鉴别。

3. 纵隔副神经节瘤

纵隔副神经节瘤在形态学上也与胸腺类癌相似，但并不一定出现在胸腺而常发生于大血管；因其多起源于主动脉、肺动脉内或其他血管内，纵隔副神经节瘤同胸腺类癌的较大的腺管样生长方式不同，纵隔副神经节瘤的瘤细胞呈紧密群集状生长。此外，纵隔副神经节瘤核分裂象少见，而胸腺类癌核分裂象多见。嗜银染色在纵隔副神经节瘤为阳性，而在胸腺类癌为阴性。甲硫氨酸脑啡肽和亮氨酸脑啡肽染色二者均可呈阳性，但在纵隔副神经节瘤中更多见。

4. 胸腺转移癌

胸腺转移癌有些病例很像胸腺类癌，难以确诊。呈筛网状生长的胸腺类癌常为继发性肿瘤而非胸腺原发性病变，在确诊胸腺类癌前必须进行纤维支气管镜及消化内镜等检查。无论是原发的还是转移的神经内分泌肿瘤，神经元特异性烯醇化酶、嗜铬粒蛋白、神经肽激素均呈阳性，因而免疫细胞化学染色对这两种癌症的鉴别作用不大。

5. 恶性淋巴瘤及纵隔生殖细胞肿瘤

可利用免疫组织化学的方法来辅助诊断。恶性淋巴瘤显示有白细胞抗原，而纵隔生殖细胞肿瘤有胎盘碱性磷酸酶，但胸腺类癌不含这两种物质。

七、治疗

1. 手术治疗

胸腺类癌无论瘤体大小，均应尽早行手术完整切除肿瘤。

2. 放疗

放疗对于胸腺类癌的原发病灶或转移灶均有一定疗效。术后常规放疗对于减少局部复发有一定价值，可使肿瘤有不同程度的缩小，但对抑制远处转移无效。

3. 化疗

胸腺类癌伴全身转移时可进行化疗。

八、预后

影响预后的因素有肿瘤切除的完整性、病理类型、分化程度以及是否合并有内分泌症状。胸腺类癌恶性程度较低，手术完整切除的病例一般可获得临床治愈。因肿瘤合成 ACTH 导致临床上有异位 ACTH 综合征的患者，其预后比临床上无神经内分泌症状的患者要差。

第四章 腹部肿瘤

第一节 胃癌

一、概述

胃癌是起源于胃黏膜上皮的恶性肿瘤，在我国各种恶性肿瘤中发病率居首位。胃癌的好发年龄在 50 岁以上，男女发病率之比为 2∶1。由于饮食结构的改变、工作压力增大以及幽门螺杆菌（Hp）的感染等原因，胃癌呈现年轻化趋势。胃癌可发生于胃的任何部位，其中半数以上发生于胃窦部，胃大弯、胃小弯及前后壁均可受累。绝大多数胃癌属于腺癌，早期无明显症状，或出现上腹不适、嗳气等非特异性症状，常与胃炎、胃溃疡等胃慢性疾病症状相似，易被忽略。因此，目前我国胃癌的早期诊断率仍较低。胃癌的预后与胃癌的病理分期、部位、组织类型、生物学行为以及治疗措施有关。

二、病因

1. 地域环境及生活因素

胃癌发病有明显的地域性差别，如我国的西北与东部沿海地区胃癌发病率明显比南方地区高。此外，生活因素也有一定的影响，如在长期食用熏烤、盐腌食品的人群中，胃远端癌发病率高，与食品中亚硝酸盐、真菌毒素、多环芳烃化合物等致癌物或前致癌物含量高有关。吸烟者的胃癌发病风险较不吸烟者高 50% 左右。

2. Hp 感染

我国胃癌高发区成人 Hp 感染率在 60% 以上。Hp 能促使硝酸盐转化成亚硝酸盐及亚硝胺而致癌；Hp 感染引起胃黏膜慢性炎症，加上环境致病因素加速黏膜上皮细胞的过度增殖，导致畸变致癌。

3. 癌前病变

胃息肉、慢性萎缩性胃炎及胃部分切除后的残胃等病变都可能伴有不同程度的慢性炎症过程、胃黏膜肠上皮化生或非典型增生，有可能转变为癌。癌前病变是指容易发生癌变的胃黏膜病理组织学改变，是从良性上皮组织转变成癌过程中的交界性病理变化。胃黏膜上皮的异型增生属于癌前病变，根据细胞的异型程度，可分为轻度、中度、重度，重度异型增生与分化较好的早期胃癌有时很难区分。

4. 遗传因素

遗传与分子生物学研究表明，与胃癌患者有血缘关系的亲属，其胃癌发病率较对照组高 4 倍。胃癌的癌变是一个多因素、多步骤、多阶段的发展过程，涉及癌基因、抑癌基因、凋亡相关基因与转移相关基因等的改变，而基因改变的形式也是多种多样的。

三、病理

1. 按大体形态分类

按大体形态分类可将胃癌分为早期胃癌和进展期胃癌。早期胃癌是指癌组织局限于胃黏膜和黏膜下层的胃癌，按肉眼形态可分为隆起型、平坦型和凹陷型。进展期胃癌是指癌组织浸润深度已超越黏膜下层的胃癌，又可分为息肉型、局限溃疡型、浸润溃疡型和弥漫浸润型四类。

2. 按组织病理学分类

按组织病理学可将胃癌分为腺癌、腺鳞癌、鳞癌、类癌等，绝大多数胃癌为腺癌。按组织结构不同，腺癌还可分为乳头状癌、管状腺癌、低分化腺癌、黏液腺癌和印戒细胞癌。按细胞分化程度不同，腺癌可分为高分化、中分化、低分化 3 种。按组织起源，腺癌可分为肠型和胃型（弥漫型）。

3. 按发病部位分类

按发病部位可分为胃底贲门癌、胃体癌、胃窦癌等，不同部位的胃癌决定手术术式的不同。

四、胃癌的转移

胃癌的扩散和转移主要有以下 4 种途径。

1. 直接浸润

贲门胃底癌易侵及食管下端，胃窦癌可向十二指肠浸润。分化差且浸润性生长的胃癌突破浆膜后，易扩散至网膜、结肠、肝、胰腺等邻近器官。

2. 血行转移

血行转移常发生在胃癌晚期，癌细胞进入门静脉或体循环向身体其他部位播散，形成转移灶。常见转移的器官有肝、肺、胰、骨骼等，以肝转移最多见。

3. 腹膜种植转移

当胃癌组织浸润至浆膜外后，肿瘤细胞脱落并种植在腹膜和脏器浆膜上，形成转移结节。腹膜种植最易发生于上腹部肠系膜上。直肠、膀胱处的种植是胃癌晚期的征象。直肠指检可以发现直肠前凹的转移癌。女性胃癌患者可发生卵巢转移性肿瘤。

4. 淋巴转移

淋巴转移是胃癌的主要转移途径，进展期胃癌的淋巴转移率高达 70%，早期胃癌也可发生淋巴转移。胃癌的淋巴结转移率与癌灶的浸润深度呈正相关。胃癌的淋巴转移通常是渐进式转移，但也可发生跳跃式淋巴转移，即第一站无转移而第二站有转移。终末期胃癌可经胸导管向左锁骨上淋巴结转移，或经肝圆韧带转移至脐部。

五、临床表现

早期胃癌多数患者无明显症状，少数人有恶心、呕吐或是类似溃疡病的上消化道症状，难以引起足够的重视。随着肿瘤的生长，胃功能受到影响时患者才出现较为明显的症状，但均缺乏特异性。

疼痛与体重减轻是进展期胃癌最常见的临床症状。患者常有较为明确的上消化道症状，如上腹不适、进食后饱胀等，随着病情进展，上腹疼痛加重，并有食欲下降、乏力等症状。根据肿瘤的部位不同，也有其特殊表现，如贲门胃底癌可有胸骨后疼痛和进行性吞咽困难，幽门附近的胃癌有幽门梗阻表现。

当肿瘤破坏血管后，可有呕血、黑便等消化道出血症状；如肿瘤侵犯胰腺被膜，可出现向腰背部放射的持续性疼痛；如肿瘤溃疡穿孔，则可引起剧烈疼痛，甚至出现腹膜刺激征；肿瘤出现肝门淋巴结转移或压迫胆总管时，可出现黄疸；远处淋巴结转移时，可在左锁骨上触及肿大的淋巴结。

晚期胃癌患者常可出现贫血、消瘦、营养不良，甚至恶病质等表现。

六、诊断

病史、体格检查及实验室检查符合胃癌特点，且 X 线检查气钡双重对比造影或内镜发现占位性病变，即可临床诊断胃癌，但最终确诊胃癌还须根据活组织检查或细胞学检查结果。凡有下列情况，应及时进行全面检查：①胃溃疡患者经严格内科治疗而症状仍无好转者。② 40 岁以后出现中上腹不适或疼痛，无明显节律性并伴有明显食欲缺乏和消瘦者。③年龄在 40 岁以上，既往有慢性萎缩性胃炎或不典型增生，近期症状加重者。④既往有慢性胃病史，大便隐血检查阳性，持续 2 周以上者。⑤胃息肉大于 2 cm 者。

通过胃镜检查及活检获得胃癌定性诊断后，还需进行一系列影像学检查，进行胃癌的分期诊断（TNM 分期）。准确的分期对制定合理的治疗方案、判断预后、评价疗效甚为重要。TNM 分期主要通过描述原发胃癌病灶的浸润深度（T）、淋巴结转移（N）、远处转移（M）状况，再根据 T、N、M 的不同分期的组合来确定总分期（0，Ⅰ～Ⅳ期），分期越高，病情越重，生存期越短。

七、鉴别诊断

1. 浅表性胃炎

浅表性胃炎通常表现为胃痛，伴有食欲不振、胀满、恶心呕吐、吞酸嘈杂等，患者发病大多和情志、饮食不节、劳累及受寒等因素有关，还经常反复发作，但不会伴有极度消瘦、神疲乏力等恶病质征象。可以通过胃镜或钡餐检查与胃癌相鉴别。

2. 功能性消化不良

功能性消化不良者一般在吃完饭后会感觉上腹饱胀、嗳气、反酸、恶心、食欲不振，借助上消化道 X 线检查、纤维胃镜等，就可以明确诊断。

八、治疗

1. 胃癌的综合治疗

（1）早期胃癌合理治疗的选择。日本内镜协会于 1962 年首先提出了早期胃癌（EGC）的概念，目的是早期发现并提高胃癌术后的 5 年生存率。早期胃癌是指癌组织局限于胃黏膜层和黏膜下层，不论其面积大小，也不考虑其有无淋巴结转移。早期胃癌在我国约占胃癌的 10%，在韩国为 30% 左右，在日本则为 50% ～ 70%，这主要得益于早期诊断水平的提高及对高危人群的普查。一般认为，胃癌早期亦可发生淋巴结转移，因此 D_2 根治术一直被作为早期胃癌的标准手术方式，在国内外都取得非常好的效果。随着早期胃癌分子生物学及临床病理学的深入研究，医学界对早期胃癌淋巴结转移规律及生物学行为有了一定的认识。早期胃癌的治疗发生了很大的变化，即提出缩小胃切除和淋巴结清扫范围的手术，包括内镜黏膜切除术（EMR）、内镜黏膜下剥离术（ESD）、腹腔镜楔形切除术（LWR）和腹腔镜胃内黏膜切除术（IGMR）、腹腔镜下胃癌根治术等。NCCN 指南指出，对于原位癌或局限于黏膜层的 T_1 期胃癌可以考虑内镜下黏膜切除术，但要在有经验的治疗中心进行。

（2）进展期胃癌的综合治疗。在我国，早期胃癌患者比例仅占 10%，多数患者在确诊时就已属进展期胃癌。NCCN 指南对可手术胃癌的治疗原则做出了明确规定：对身体状况良好、有切除可能的胃癌患者，首选多学科评估，根据其临床分期，来决定是否需要行新辅助化疗或新辅助放化疗或直接手术治疗。因此，进展期胃癌的多学科综合治疗（MDT）是一种必然趋势。

MDT 是以患者为中心的多学科治疗模式，它是由外科、化疗科、放疗科、影像科、病理科、介入科、内镜室等多个相关科室相互协作，通过集体讨论的形式来制定最佳治疗方案。

目前，胃癌的 MDT 中，新辅助治疗是最突出的问题，也是重点问题。对于新辅助治疗方案的选择，一般遵循以下 3 个原则：尽可能选择效率高的方案；药物毒性小，减少对手术的干扰；术前化疗时间不能太长，一般为 2 ～ 4 个疗程。

新辅助化疗后，经多学科综合会诊认为适合手术的患者，先由外科医生进行手术治疗，再根据病理学结果确定术后分期，进而决定后续的综合治疗方案；对于不宜手术的患者，先进行化疗，定期复查并评估疗效。如果肿瘤缩小则再进行多学科会诊，若判断可行手术则转手术治疗，若化疗 2 ～ 3 个疗程后仍然不能手术，则继续接受化疗。

进展期胃癌患者 5 年生存率不到 30%。对于进展期胃癌较为统一的认识是，根治性手术要求切除 2/3 以上胃及 D_2 淋巴结清扫术。淋巴结清扫范围要求至少检查 15 个或更多淋巴结。但进展期胃癌即便是行根治性手术，其局部复发率也可在 50% 以上。根治性手术通常会结合化疗、放疗。化疗是进展期胃癌综合治疗的重要手段之一，包括新辅助化疗和术后辅助化疗。胃癌是一种对放射线并不敏感的肿瘤，而胃的邻近器官肝、胰、肾等对放射线较敏感，因而限制了放疗在胃癌中的应用。放疗作为综合治疗的手段之一，可配合手术提高根治率，有助于消灭术野中的亚临床转移灶，以及针对残留或复发胃癌进行姑息治疗。术前诱导化疗继以化疗、放疗可以产生明显的病理缓解，使患者的生存时间延长。

“手术 + 围术期治疗”这一新的治疗模式已经登上胃癌治疗的大舞台，是进展期胃癌的主要治疗方式。随着医疗技术的发展，新的技术逐渐应用于临床，只有积极运用循证医学的方法，结合各种治疗方法的长处，对胃癌病例进行综合治疗，才能最终达到改善患者预后及提高其生活质量的目的。

（3）复发或转移性胃癌患者的姑息治疗。姑息治疗包括化疗、临床试验或最佳支持治疗。如果患者体力状况不佳（KPS 评分＜ 60 分或 ECOG 评分＞ 3 分），可只给予最佳支持治疗。如果患者体力状况较好（KPS ≥ 60 分或 ECOG 评分< 2 分），则可选择最佳支持治疗联合化疗或参加临床试验。最近的几项 Meta 分析比较了化疗和最佳支持治疗对晚期胃癌患者的疗效，结果显示化疗可以提高 1 年生存率，并改善生存质量。AIO 的一项Ⅲ期随机临床研究对伊立替康和最佳支持治疗用于晚期胃癌二线治疗进行比较，结果显示伊立替康和最佳支持治疗显著延长了患者的总生存期。

V325 试验证实了以多西他赛为基础的三药联合方案用于转移性胃癌的疗效，但三药联合的不良反应较大。一系列改良方案的研究，包括两药联合方案、周剂量给药方法及以紫杉醇为基础的联合方案，均显示了更好的安全性和类似的疗效。ML17032、REAL2 等试验证实了卡培他滨联合顺铂、ECF 及其改良方案的疗效和安全性。其他临床试验对奥沙利铂联合氟尿嘧啶类药物、伊立替康联合顺铂及氟尿嘧啶类口服单药的方案也进行了评价，这些方案在晚期胃癌中均有一定疗效，均可用于治疗转移性或局部晚期或复发性胃癌。总体上来说，ECF 或其改良方案及 DCF 方案为Ⅰ类推荐方案，对于经标准方法确定为 HER-2 阳性的晚期胃或胃食管结合部腺癌患者，顺铂加卡培他滨或 5- 氟尿嘧啶进一步联合曲妥珠单抗为 2A 类推荐方案。

（4）随诊制度。胃癌患者在治疗结束后应接受系统的随访。随访内容包括全面的病史询问和体格检查，同时根据临床情况进行血常规、生化常规、肿瘤指标、影像学或内镜检查。对于接受全胃切除的患者应常规服用叶酸和维生素 B_{12}。

所有胃癌根治术后患者或 T_{1a}/T_{is} 期患者接受 EMR 或 ESD 治疗后，均应常规检测 Hp 感染情况。如检测结果为阳性，无论患者有无相关症状，均应接受清除 Hp 的治疗。

2. 新辅助化疗

胃癌新辅助化疗，又称术前化疗，主要目的在于缩小肿瘤，提高手术切除率，改善治疗效果。新辅助化疗的方案主要来自晚期胃癌化疗的经验，早期多以 5- 氟尿嘧啶及顺铂为主，如 FAM、EAP、ECF、ELF、FAMTX 等方案，上述化疗方案新推出时疗效虽然较好，但结果常常不能重复。近年来，胃癌化疗领域有了较多发展，如 5- 氟尿嘧啶的持续灌注、化疗增敏剂的使用、新型药物的出现、化疗与放疗的结合等，为胃癌新辅助化疗提供了新的希望。

（1）胃癌新辅助化疗原则。胃癌新辅助化疗是在术前进行的化疗，期望通过化疗使肿瘤缩小，以利于外科完整切除。所用化疗药物必须选择对胃癌有较好疗效的药物，中晚期胃癌患者的治疗经验是必不可少的。而借鉴晚期胃癌治疗经验的同时，还要掌握几个原则：①不要一味追求化疗的有效而延误手术切除的时机，新辅助化疗的目的是为手术创造条件。②胃癌化疗药物是个动态选择的过程，目前没有金标准，多选择对晚期化疗有效的药物。③胃癌新辅助化疗的适应证仍然以局部进展期的胃癌患者较为合适，出现远处脏器转移和腹腔广泛转移的患者即便肿瘤缩小也很难进行根治性手术，而病变较早的患者则容易因为化疗无效而失去最好的手术机会，因此需要个体化判断。

（2）胃癌术前分期。胃癌新辅助化疗效果的评价和胃癌治疗前分期的准确判断是密不可分的。目前，国际通用的 TNM 分期系统是以病理结果为基础的，在胃癌新辅助化疗中使用受到很大限制。无论超声、CT 还是超声内镜检查都无法准确地检测出淋巴结的数目，更无法确定有无转移，所以目前主要是通过肿瘤侵犯深度的改变、肿大淋巴结缩小的程度来判断治疗有无效果。

超声、PET-CT、腹腔镜等检查手段的应用使临床分期的准确率有了很大的提高。超声能较清晰地显示胃壁的 5 个层次，表现为 3 条强回声线和 2 条弱回声线相间排列。因此，根据肿瘤占据胃壁回声的范围和深度可以确定肿瘤浸润的深度。超声内镜检查可用于评估肿瘤浸润深度，其对肿瘤 T 分期和 N 分期判断的准确度分别为 65% ～ 92% 和 50% ～ 95%。经腹超声对于胃癌浸润深度的判断不如超声内镜，但在对胃癌淋巴结转移的判断方面，经腹超声要比内镜超声有优势。超声内镜检查探测深度较浅，传感器的可视度有限，因此超声内镜检查用于评估远处淋巴结转移的准确度并不能令人满意。而经腹超声的探测范围较广，定位相对准确。超声判断淋巴结是否转移的依据主要是淋巴结的大小、形状和回声特点。将超声内镜和经腹超声有机结合，可有效提高胃癌治疗前分期的准确率。

CT 判断胃周淋巴结的转移与否主要依据其大小、密度等。周围脂肪较多和血管走行容易判断的淋巴结容易显示。一般来讲，随着淋巴结直径增加，转移率明显升高。增大淋巴结为蚕食状、囊状、周边高密度中心低密度、相对高密度及花斑状或呈串珠状排列、对血管产生压迫和肿块状增大者，需考虑为转移。CT 扫描对肿瘤 T 分期的准确度为 43% ～ 82%。弥漫型和黏液性病变在胃癌中常见，但因为其对示踪剂的浓聚水平较低，所以 PET/CT 的检出率较低。尽管在区域淋巴结受累的检测中 PET/CT 的敏感性显著低于 CT（分别为 56% 和 78%），但在术前分期方面，PET/CT 的精确度（68%）高于 CT（53%）或 PET（47%）。最近的报告显示 PET 对于胃癌的检测和术前分期并不能提供充分的诊断信息，但德国学者报告 FDG-PET 的改变可早期识别化疗不敏感患者，其阴性预测值为 88% ～ 95%，65 例局部进展期的胃癌患者在化疗前及化疗后 14 天分别接受 FDG-PET 检查，原发性肿瘤代谢活性减低超过 35% 者被定义为化疗敏感者，化疗敏感者的病理组织学有效率高达 44%，3 年生存率可达到 35%。多因素分析发现，FDG-PET 检查可能有助于预测 R_0 切除后的胃癌复发，但由于目前报告病例数目尚少，尚需要积累资料才能得出结论。

有关胃癌腹膜种植的术前诊断一直较为困难。随着微创外科的逐渐发展，腹腔镜的应用逐渐增多，腹腔镜探查结合腹腔游离肿瘤细胞的检测成为一种可行的手段。腹腔镜能够发现其他影像学检查无法发现的转移灶。Sloan-Kettering 癌症中心的一项临床研究对 657 例可切除的胃腺癌患者进行了为期 10 年的腹腔镜探查随访，发现有 31% 的患者出现远处转移。德国的一项研究报告显示腹腔镜探查可发现 50% 的患者分期偏早。腹腔镜探查的局限性在于仅能进行二维评估，对肝转移及胃周淋巴结转移的评估作用有限，而且是有创性诊断手段。腹腔镜分期可用于身体状况良好且肿瘤潜在可切除的患者，尤其是考虑使用同期放疗、化疗或手术时。对于身体状况较差的患者，在考虑放疗、化疗联合时也可考虑使用腹腔镜分期。

（3）新辅助化疗的疗效。一般认为，新辅助化疗的有效率为 31% ～ 70%，切除率相差较大（40% ～ 100%），中位生存期为 15 ～ 52 个月。

（4）胃癌化疗敏感性的预测。胃癌新辅助化疗实施过程中，除了术前分期，还有一个重要的问题就是疗效评价和化疗敏感性的预测。随着胃癌新辅助化疗的发展，如何预测胃癌化疗敏感性的问题显得尤为重要。目前，联合化疗方案的有效率多在 50% 左右，约一半患者对初次化疗方案并不敏感（原发耐药），也有一部分患者会出现继发耐药。胃癌的解剖结构决定了胃癌疗效评价较为困难。在实际操作过程中，不同部位肿瘤对化疗药物的反应不同，提示化疗药物对不同部位肿瘤的作用存在差异。

近几年，通过分子生物学研究结果来早期预测化疗敏感性和患者生存情况得到了广泛的关注，包括氟尿嘧啶代谢相关基因 TS、DPD、TP 和顺铂相关基因 ERCC1、ERCC4、KU80、GADD45A 的表达情况和 CEA mRNA 的表达情况，这也是今后的研究方向之一。

总之，胃癌新辅助化疗是一个相对较新的理念，目前在临床上的应用逐渐增多。化疗前的分期及化疗过程中的疗效评估非常重要，新型化疗药物为提高胃癌新辅助化疗的疗效提供了有力的手段。现在证据比较确凿的可用于新辅助化疗的方案是 ECF 方案，一些晚期有效的方案也可尝试用于新辅助化疗。新辅助化疗过程中要定期复查评估疗效，一旦获得手术机会应及时手术。

3. 姑息性化疗

胃癌早期诊断率较低，临床确诊时接近 40% 的患者已失去手术机会，而且即使行根治术的患者，术后也有 50% 左右的概率会出现复发、转移，因此大多数的胃癌患者需接受姑息性化疗。

胃癌对化学药物相对敏感，晚期胃癌的化疗始于 20 世纪 60 年代。治疗胃癌的主要药物大体可分为四大类。抗代谢药中主要有 5- 氟尿嘧啶及其前体药替加氟（FT-207）、UFT、替吉奥（S-1）、氟铁龙（5-DFUR）、卡培他滨等，还有卡莫氟（HCFU）、甲氨蝶呤（MTX）、阿糖胞苷（Ara-C）；烷化剂中铂类的顺铂与奥沙利铂；环磷酰胺及亚硝脲类的卡莫司汀（BCNU）、洛莫司汀（CCNU）、司莫司汀（Me-CCNU）；抗生素类的丝裂霉素、多柔比星、表柔比星（EPD）、吡柔比星（THP），以及植物生物碱中的羟喜树碱（HCPT）、伊立替康、依托泊苷（VP-16）、紫杉醇和多西紫杉醇。20 世纪 90 年代出现了众多联合化疗方案，大样本、随机对照、多中心的早期临床试验结果层出不穷，使晚期胃癌全身化疗规范化有据可依，让患者获得最佳利益。20 世纪 80 年代初期，FAM 方案（5- 氟尿嘧啶、多柔比星、丝裂霉素）是治疗晚期胃癌的金标准。有研究比较了 FAM、5- 氟尿嘧啶单药和 5- 氟尿嘧啶联合多柔比星这 3 种化疗方案的疗效，结果显示 3 种方案的生存期没有显著性差异，但联合化疗的缓解率要高于 5- 氟尿嘧啶单药。四大类中的 6 种新药成为胃癌化疗的新热点，分别为 5- 氟尿嘧啶口服前体药：卡培他滨，替吉奥（S-1，TS-1）；紫杉类：紫杉醇，多西紫杉醇；第三代铂类：奥沙利铂；拓扑异构酶 I 抑制剂：伊立替康。近年文献统计，使用 6 种新药治疗晚期胃癌者占 95% 以上。

4. 靶向治疗

（1）曲妥珠单抗。曲妥珠单抗是重组 DNA 衍生的人源化 IgG1 单克隆抗体，能够选择性作用于 HER-2 的细胞膜外Ⅳ区，阻断下游信息通路传导。ToGA 研究是首个在 HER-2 阳性胃癌患者中评价曲妥珠单抗联合顺铂及一种氟尿嘧啶类药物的前瞻性多中心随机Ⅲ期临床研究。这项研究证实，对于 HER-2 阳性的晚期胃癌患者，曲妥珠单抗联合标准化疗的疗效优于单纯化疗。该研究中，594 例 HER-2 阳性的局部晚期或复发转移性胃和胃食管腺癌患者随机分组，分别接受曲妥珠单抗联合化疗（5- 氟尿嘧啶或卡培他滨联合顺铂）或单纯化疗，结果显示，曲妥珠单抗联合化疗组较单纯化疗组的中位总生存期明显改善，分别为 13.5 个月和 11.1 个月，有效率也显著提高（47.3% vs 34.5%）。两组安全性相似，并未出现非预期不良事件，充血性心力衰竭发生率没有统计学差异。这一研究结果奠定了曲妥珠单抗联合化疗在 HER-2 阳性的晚期胃癌或食管胃癌患者中的标准治疗地位。

（2）贝伐珠单抗。贝伐珠单抗是一种重组人源化单克隆抗体，可选择性与 VEGF 结合，抑制酪氨酸激酶信号通路，从而抑制内皮细胞增生和新血管形成。AVAGAST 研究评估了贝伐珠单抗联合 XP 方案（卡培他滨、顺铂）对比单用 XP 方案治疗 774 例进展期胃癌患者的疗效。研究结果显示，联合贝伐珠单抗组和单纯化疗组的中位总生存期分别为 12.1 个月和 10.1 个月（P=0.1002），主要研究终点未能达到。而次要研究终点、客观有效率（46% 和 37%）和无进展生存期均得到显著改善（6.7 个月和 5.3 个月）。亚组分析显示，不同国家患者的获益程度存在差异。其中，美洲患者从贝伐珠单抗联合治疗中获益程度最大，而亚洲患者获益程度较低；进一步分析显示，单纯化疗组生存期明显长于欧美国家患者，且接受二线治疗患者的比例也高于欧美人群，所以可能影响了对总生存期的判断。虽然 AVAGAST 主要研究终点未达到，但该研究显示的客观有效率和无进展生存期的改善提示，贝伐珠单抗联合化疗具有肯定的抗肿瘤活性，其能否作为进展期胃癌的推荐治疗药物，仍需更多的临床研究数据支持。亚组分析显示，不同国家患者的获益程度存在差异，这可能与东西方国家胃癌患者的组织学类型不同有关（西方以弥漫型为主，东方以肠型为主），而不同组织学类型胃癌对药物治疗的反应也存在差异。

（3）西妥昔单抗。西妥昔单抗是一种特异性靶向 EGFR 的 IgG1 单抗，能够与 EGFR 的胞外结构域高亲和力结合，阻断配体与 EGFR 结合，同时也可促进 EGFR 内化和降解，从而抑制下游信号激活。EXPAND 试验入组 870 例未行切除术的晚期胃腺癌或胃食管交界处腺癌患者，随机接受“顺铂（第 1 天 80 mg/m^2）+ 卡培他滨”（1000 mg/m^2，2 次 / 天，第 1 天晚上至第 15 天早上）联合或不联合西妥昔单抗的治疗。患者平均年龄为 59 ～ 60 岁，3/4 为男性，1/3 为胃癌。结果显示，西妥昔单抗组与单纯化疗组相比，主要终点指标无进展生存期呈非显著性下降，分别为 4.4 个月和 5.6 个月，HR 为 1.09（P=0.3158），总生存期和总缓解率也未见受益，中位总生存期分别为 9.4 个月和 10.7 个月（HR=1.0，P=0.96），总缓解率分别为 30% 和 29%，说明“卡培他滨 + 顺铂”一线化疗方案中联合西妥昔单抗后未能使晚期胃癌患者受益。

（4）帕尼单抗。帕尼单抗是一种靶向 EGFR 的人源重组 IgG2 单抗。REAL-3 是一项随机、多中心、Ⅱ/Ⅲ期临床试验，纳入了 553 名未经治疗的晚期胃癌或转移性食管癌、食管胃结合部腺癌和胃腺癌或未分化癌患者，随机分配入组，使用

EOC 方案［表柔比星，第 1 天 50 mg/m^2；奥沙利铂，第 1 天 130 mg/m^2；卡培他滨，第 1 ～ 2 天 1250 mg/（m^2·d）］或调整过的 EOC 方案（表柔比星，第 1 天 50 mg/m^2；奥沙利铂，第 1 天 100 mg/m^2；卡培他滨，第 1 ～ 21 天 1000 mg/m^2）加上帕尼单抗，第 1 天 9 mg/kg。结果显示，帕尼单抗组患者的生存期更短，中位总生存期为 8.8 个月，而标准 EOC 方案为 11.3 个月（HR=1.37，*P*=0.013），无进展生存期也有降低的趋势（6.0 个月和 7.4 个月，*P*=0.068），在安全性方面两组间 3 级或以上的不良事件总发生率没有显著差异。结果提示帕尼单抗联合 EOC 方案不仅没有改善未经治疗的食管胃癌患者结局，实际上，与标准 EOC 方案相比，总体生存期反而明显降低，原因推测为调整后的 EOC 方案中奥沙利铂和卡培他滨剂量降低可能对疗效降低有一定的影响。

（5）依维莫司。依维莫司是西罗莫司的衍生物，口服的哺乳动物雷帕霉素靶蛋白（mTOR）丝氨酸－苏氨酸激酶抑制剂，在蛋白合成、细胞生长代谢、增殖和血管生成方面起着重要作用。GRANITE-1 研究是一项随机、双盲、多中心Ⅲ期临床研究，旨在评价依维莫司治疗一线化疗或二线化疗失败的进展期胃癌的疗效，共入组 656 例患者，其中 55.3% 的患者来自亚洲，47.7% 的患者仅接受过一线化疗。依维莫司 10 mg/d 联合最佳支持治疗对比安慰剂联合最佳支持治疗，未能达到主要研究终点，即未改善总生存期（总生存期：5.39 个月和 4.34 个月，HR=0.90，*P*=0.1244）；但延长了无进展生存期（无进展生存期：1.68 个月和 1.41 个月，HR=0.66，*P*=0.0001），6 个月无进展生存期率分别为 12.0% 和 4.3%；总缓解率分别为 4.5% 和 2.1%。最常见的 3/4 度不良反应为贫血（16.0% 和 12.6%）、食欲减退（11.0% 和 5.6%）、乏力（7.8% 和 5.1%）。

（6）雷莫芦单抗。雷莫芦单抗是一种靶向 VEGF 受体 2 的全人源 IgG1 单克隆抗体。RE-GARD 研究是一项安慰剂对照、双盲、Ⅱ期国际临床试验研究，旨在评估 RAM 在含铂类和（或）氟尿嘧啶类药物一线联合治疗后进展的转移性胃或胃食管结合部腺癌患者中的疗效和安全性。在该研究中，患者按照 2∶1 的比例随机接受雷莫芦单抗（8 mg/kg，静脉注射）联合最佳支持治疗或安慰剂联合最佳支持治疗（每 2 周 1 次）直至疾病进展、出现不可接受的毒性反应或死亡。符合条件的患者，为因转移性疾病接受一线治疗后 4 个月内或辅助治疗后 6 个月内疾病进展的患者。主要终点是总生存期，次要终点包括无进展生存期、12 周无进展生存率、总缓解率和安全性。结果显示，雷莫芦单抗组和安慰剂组的中位总生存期分别为 5.2 个月和 3.8 个月，总生存期的 HR 为 0.776（95%CI：0.603 ～ 0.998，*P*=0.0473），雷莫芦单抗组和安慰剂组的中位无进展生存期分别为 2.1 个月和 1.3

个月，HR 为 0.483（95%CI=0.376 ～ 0.620，$P < 0.0001$）。雷莫芦单抗和安慰剂组的 12 周无进展生存率分别为 40% 和 16%，总缓解率分别为 3.4% 和 2.6%，疾病控制率分别为 49% 和 23%（$P < 0.0001$）。高血压、腹泻和头痛是雷莫芦单抗最常见的不良反应。结果提示，在一线治疗后进展的转移性胃或胃食管结合部腺癌中，雷莫芦单抗与安慰剂治疗相比，存在具有统计学显著性的总生存期和无进展生存期获益，且安全性可接受。

（7）利妥昔单抗。利妥昔单抗是原癌基因 c-MET 编码肝细胞生长因子（HGF）和散射因子（SF）的高亲和力受体。在各种肿瘤（包括胃癌）中 c-MET 和 HGF 都已不受管制，并且与不良的预后相关。MET 基因的扩增会激发蛋白质的过度表达及激酶的激活，进而激活胃癌和胃食管交界癌患者的 c-MET 信号传导途径。胃癌组织中 c-MET 的阳性率差异较大，基因扩增为 2% ～ 10%，蛋白表达阳性率为 20% ～ 80%。目前，针对 c-MET 靶点有不少靶向药物在临床前和小规模临床研究中均表现出良好的疗效。利妥昔单抗（AMG 102）是一种特异性 HGF，进而抑制其下游 c-MET 信号通路的全人源化单抗。

目前还有一些Ⅲ期临床试验正在进行，用以证实上述药物与标准化疗联合在晚期胃癌和胃食管结合部癌症患者中的疗效和安全性。与结直肠癌不同，晚期胃癌化疗中尚缺乏高特异性的疗效预测因子，进一步分析分子标志物与临床获益的相关性，有助于寻找对靶向治疗敏感的胃癌患者，从而为个体化治疗提供帮助。

第二节　胰腺癌

一、概述

胰腺癌是指起源于胰腺腺泡细胞及导管上皮的恶性肿瘤，是消化系统恶性程度很高的一种肿瘤。胰腺癌被称为“癌中之王”，在国际医学界被列为“21 世纪顽固堡垒”，近年来其发病率呈明显上升趋势，大约每 10 年增加 15%。胰头癌是最常见的胰腺癌，占 60% ～ 80%，多发生在 40 岁以上人群，其中男性多于女性，男女比为（2 ～ 4）：1。胰腺癌起病隐匿，无特异症状，早期诊断困难，病情发展快，手术切除率低，手术并发症多，预后很差。但是随着影像学的发展、血清肿瘤标志物的检测、早期病例的发现以及手术操作的进步，手术切除率有所提高，手术并发症有所降低，再加上术后综合治疗措施的应用等，患者 5 年生存率也有所提高。

尽管如此，现在胰腺癌的早期诊断率还很低，收治的患者大多已进入中期、晚期，治疗效果很差。如何发现早期胰腺癌是研究的热点和努力的方向。

二、病因

虽然胰腺癌具体的发病原因至今尚不清楚，但是有些因素已被发现与胰腺癌的发病有密切关系。

1. 吸烟

大样本调查研究结果表明，吸烟者胰腺癌的发病率比不吸烟者的发病率高 1.5 倍，随着吸烟量的增加，发病率也随之增高。若每日吸烟量多出 1 包，胰腺癌发病率在女性中可高出 2 倍，在男性中则可高出 4 倍。

2. 饮食

经调查发现，胰腺癌的发病与长期摄入高热量饮食有关。多摄入油炸食物、低膳食纤维食物和富含脂肪、蛋白质的食物，均可增加胰腺细胞的更新和胰腺细胞对致癌物质的敏感性，促进胰腺癌的发生。多摄入新鲜水果和蔬菜可降低患癌风险。

3. 糖尿病

有 80% 的胰腺癌患者患有糖尿病，而糖尿病患者中胰腺癌的发病率又比健康成人高出 2 ～ 4 倍。这说明糖尿病可能与胰腺癌的发病有关。

4. 慢性胰腺炎

慢性炎症过程的反复刺激，可导致胰腺导管狭窄、梗阻，胰液潴留，胰管上皮增生以致癌变。若有胰管结石、组织钙化，癌变的可能性就更大。

5. 胃切除手术或恶性贫血者

胃酸可抵抗致癌物质，缺乏胃酸者发病率可增加 2 ～ 3 倍。

6. 遗传与基因突变

大多数胰腺癌的发病是散在性的，但是近代分子遗传学研究发现 20% ～ 50% 的病例有继承性遗传缺陷。在人类所有肿瘤中最常见的是抑癌基因 p53 和 p16 的突变，90% 的胰腺癌患者有 p16 基因突变，50% ～ 75% 有 p53 基因突变，50% 有 DPC4 基因突变（胰腺癌第 4 座位缺失）。

三、病理

肿瘤常见于胰头颈部，占 66% ～ 70%；胰体尾部次之，占 20% ～ 25%；局限在尾部者占 5% ～ 10%；全胰者仅占 6% ～ 8%。

大体肉眼检查发现这种肿瘤质硬、切面呈淡褐色。根据其组织来源，胰腺癌可分为以下 3 类。

（1）胰腺导管腺癌：胰管上皮细胞发生的胰腺导管腺癌约占 90%，主要是高、中、低分化腺癌，其次有鳞腺癌、巨细胞癌和黏液癌。

（2）腺泡细胞癌：由腺泡细胞发生的腺泡细胞癌占 4%。

（3）胰岛细胞癌：由胰岛细胞发生的胰岛细胞癌较罕见。

四、转移

1. 淋巴转移

胰腺内有丰富的毛细淋巴管网，这些毛细淋巴管形成淋巴管丛，再发出集合淋巴管到达胰腺表面，然后伴着血管走行，沿不同方向进入各个局部淋巴结，最后汇入腹腔淋巴干。淋巴转移是胰腺癌早期最主要的转移途径，即使是直径仅为 2 cm 的小肿瘤，也有 50% 的可能已发生淋巴结转移。因淋巴转移在胰腺癌早期即可发生，故是影响胰腺癌手术治疗效果的重要因素。

按胰腺淋巴引流和淋巴结的分布，胰腺癌的转移途径如下。

（1）胰头癌的淋巴转移。①第一站淋巴结。幽门下淋巴结→胰头前上淋巴结→胰头前下淋巴结→胰头后上淋巴结→胰头后下淋巴结→沿肠系膜上动脉根部周围淋巴结→肝总动脉周围淋巴结。②第二站淋巴结。腹腔干周围淋巴结→脾动脉根部淋巴结→肝动脉淋巴结→胆管淋巴结。③第三站淋巴结。腹主动脉周围淋巴结→胰下淋巴结。

（2）胰体尾癌的淋巴转移。①第一站淋巴结。肝总动脉和肝固有动脉周围淋巴结→腹腔干周围淋巴结→脾动脉周围淋巴结→脾门淋巴结→胰下动脉周围淋巴结。②第二站淋巴结。肠系膜根部淋巴结→结肠中动脉周围淋巴结→腹主动脉周围淋巴结。

2. 直接浸润

虽然是胰腺癌早期，但癌细胞可在早期就穿出胰管向周围浸润，如胰头癌就可向胆总管末段浸润引起梗阻性黄疸，胰体尾癌常可浸润到十二指肠空肠曲，对肠系膜上血管、腹腔干和脾门等处直接浸润或形成后腹膜结缔组织块，致使手术切除困难。

3. 沿神经束扩散

沿神经束扩散是胰腺癌特有的转移方式，癌细胞可直接侵及神经束膜进入束膜间隙，沿神经鞘蔓延，并向周围浸润扩散，随着与肠系膜上动脉并行的神经丛和腹主动脉周围神经丛，向腹膜后浸润可使患者出现腰背疼痛。

4. 血行转移

胰腺癌晚期常通过胰腺丰富的血流，经门静脉扩散到肝脏，还可转移到肺、脑。

5. 腹膜种植

肿瘤可在前上腹膜和双侧腹膜呈多发性、弥漫性、粟粒状或结节状种植。

五、临床表现

胰腺癌早期无特异性症状，常被误诊为胃病、肝病、胆道病等，使正确诊断延迟 2 ～ 3 个月，影响疾病的预后，应引起警惕。

1. 临床症状

（1）上腹疼痛。早期胰腺癌无特异性症状，大多数表现为上腹不适或疼痛。胰腺疼痛常位于上腹部，表现为定位模糊不清且无特殊性，可能在餐后发生。1/4 的患者可能发生背部放射痛，若疼痛固定于背部则要考虑胰体尾癌，疼痛的程度可反映肿瘤大小和后腹膜组织被浸润情况，严重疼痛提示癌肿浸润内脏神经，病变已属中晚期。

（2）体重减轻。70% ～ 100% 的胰腺癌患者有体重减轻的症状，这可能是多因素所致，如休息性能量消耗增加、食量减少、热量降低和脂肪吸收障碍等。脂肪吸收障碍乃是胰管阻塞致使胰腺外分泌功能不全所致。

（3）黄疸。如癌肿发生在胰头部，肿瘤直接压迫胆总管末段，则可早期出现梗阻性黄疸。无痛性进行性黄疸是胰头癌和壶腹部癌的特征，尤其是后者可更早出现黄疸。胰体尾癌亦可发生黄疸，且往往提示已有广泛肝转移。

（4）胰腺炎。临床上有少数胰腺癌患者可表现出急性或亚急性胰腺炎症状，此乃胰腺管被肿瘤堵塞所致。对无暴饮暴食史和非胆源性胰腺炎更应提高警惕，应做进一步检查。

（5）浅表性血栓性静脉炎。不到 5% 的胰腺癌患者有反复发作的迁徙性浅表性血栓性静脉炎的病史，这可能是由于肿瘤组织阻塞胰管，胰蛋白酶进入血液循环，使凝血酶原转变为凝血酶，促进了血栓形成。

（6）抑郁症。50% 的胰腺癌患者在癌症确诊之前有抑郁症。胰腺癌患者抑郁症发生率比其他腹部恶性肿瘤患者高，其原因尚不清楚，可能与胰腺癌的神经内分泌物质有关。

（7）其他症状。胰腺癌起始的模糊而无特异性的症状还包括乏力、食欲不振、食量减少等。大约 10% 的病例伴有不同程度的不规则性发热，可能为癌组织坏死和其代谢产物被吸收所致，一般为低热，但也可出现 38 ～ 39 ℃的中热、高热。后者伴有畏寒或疼痛时，有黄疸的患者应检查是否有胆道感染，若患者反映尿色不断加深，大便色淡发白，也应注意是否有胆管阻塞。

2. 体征

（1）胆囊肿大。临床上无痛性进行性黄疸且右上腹扪及肿大的胆囊是典型的肝胰壶腹周围癌的体征。少于 1/3 的患者会出现此典型体征。

（2）脾肿大。有 30% ～ 50% 的患者可扪及肝脏肿大，中、晚期胰体尾部癌肿可压迫脾静脉或形成脾静脉血栓引起脾肿大。

（3）腹部肿块。只有 5% ～ 10% 的胰头癌患者可扪及右上腹部肿块，有 20% 的胰体尾痛患者可在上腹或左上腹扪及肿块。

六、诊断

胰腺癌隐蔽于腹膜后，早期又无特异性症状和体征，诊断较为困难。但对 40 岁以上的胰腺癌高危人群，若出现以下 8 种情况，应高度怀疑胰腺癌的可能，并尽早进行深入详细的检查，争取早期做出正确诊断：①梗阻性黄疸。②近期发生不能解释的体重减轻（超过原体重的 10%）。③不能解释的上腹部饱胀、不适和腰背疼痛。④模糊而不能解释的消化不良，X 线胃肠检查结果为阴性。⑤无家族史、无肥胖而在近期发生糖尿病。⑥突然发生不能解释的腹泻。⑦特发性胰腺炎反复发作。⑧重度吸烟。

1. 实验室检查

（1）血液生化检查。检查结果特异性较差。血清胆红素和碱性磷酸酶升高，或氨基转移酶增高等肝功能异常，均不能作为鉴别手段。血清淀粉酶和血清脂肪酶升高，亦只能鉴别胰腺炎和胰腺癌。

（2）肿瘤标志物。有许多肿瘤标志物可用于胰腺癌的诊断和术后随访。目前发现与胰腺癌相关的肿瘤标志物有十多种，但迄今为止尚未找出一种敏感性和特异性均令人满意的胰腺癌标志物。现在常用的胰腺癌标志物有 CA19-9、CA50、CA242、CA72-4、CA125、CA494、POA、CEA、Dupan-2、TPA、胰腺癌相关抗原（PCAA）等。

① CA19-9 是临床上最常用、最有价值的一种肿瘤相关抗原，是由单克隆抗体识别的涎酸化抗原，也是目前公认的在各类肿瘤标志物的血清学检测中阳性率最高的标志物。CA19-9 对检测胰腺癌最为敏感。一般认为 CA19-9 超过 200 kU/L

即有诊断价值，其敏感性可达 90%，准确性达 80%，特异性也在 90% 左右。它可作为随访监测预后和治疗效果的指标，反映肿瘤有无复发，是判断预后的一种良好指标。正常胆管和胰管上皮也可以合成 CA19–9。在慢性胰腺炎和胆管炎时，由于炎症刺激管壁增生、化生，产生 CA19–9 的细胞数量增加，特别是在发生黄疸时，CA19–9 也可明显升高，但会随着炎症消退、黄疸解除而下降。

② CA50 是一种唾液酸化糖类抗原，与 CA19–9 有交叉免疫性。有部分人群（大约为 10%）不产生 CA19–9，只产生 CA50，故 CA19–9 阴性时可监测 CA50，其阳性率略低于 CA19–9，敏感性为 70% ～ 80%，特异性为 70%。

③ CA242 是一种肿瘤相关性糖链抗原，其升高主要见于胰腺癌，敏感性、特异性和准确性均略低于 CA19–9，敏感性为 70%，特异性为 90%，准确性为 80%。

④ CA72–4 是一种肿瘤相关性糖蛋白抗原，若为阳性多见于低分化胰腺癌，其敏感性为 38% ～ 45%。对胰腺囊腺性肿瘤中的液体做 CA72–4 测定，可鉴别其良性或恶性。

⑤ CA125 是主要见于卵巢癌的一种肿瘤相关性糖蛋白抗原，也可见于胰腺癌。该抗原阳性率在胰腺癌Ⅰ、Ⅱ期较低（48%），Ⅲ、Ⅳ期较高（75%），与肿瘤分期有关，对早期诊断无意义。

⑥ CA494 是诊断胰腺癌特异性最高的一种肿瘤相关性抗原，其特异性可达 94%，敏感性为 90%，与 CA19–9 相仿。糖尿病患者的 CA494 并不升高，对胰腺癌和胰腺炎的鉴别很有帮助。

⑦胰胚抗原（POA）主要存在于胎儿胰腺和胰腺癌组织中，其阳性率在 56% ～ 76%。POA 在高分化胰腺癌中阳性率高，低分化胰腺癌的阳性率低，正常值＜ 9.0 kU/L。

⑧ CEA 主要存在于大肠癌组织中，但也存在于胎儿消化道上皮组织中，故称为癌胚抗原。CEA 正常值（采用放射免疫分析法）＜ 2.5 μg/L，在胰腺癌可升高（＞ 20 μg/L），其阳性率可达 70%，但欠缺特异性且敏感性低，限制了其在临床上的使用。血清 CEA 水平与肿瘤大小、转移和扩散呈正相关，在肿瘤复发时也可升高，所以也可用于随访观察。

⑨ Dupan–2 正常值＜ 150 kU/L，临床上以血清 Dupan–2 ＞ 400 kU/L 为阳性，其敏感性为 47.7%，特异性为 85.3%，准确性为 74.1%。Dupan–2 可用作随访检测。

⑩组织多肽抗原（TPA）存在于癌组织细胞膜和细胞质内，其阳性率可达 81%。血清 TPA 正常值为（81 ± 23）U/L，在胰腺癌中可为（277 ± 219）U/L。

⑪ PCAA 主要存在于胰腺导管上皮细胞内，在正常人的多种其他组织内也有

发现，其正常值为 0.1 ～ 22.5 μg/mL，胰腺癌的阳性率为 67%。

2. 影像检查

（1）钡餐检查。主要通过钡餐显示胃十二指肠形态改变的间接征象，如胃十二指肠壁有外来性压痕，十二指肠框（降部、水平部）呈“C”形扩大，其内侧壁僵硬，框内有反 3 字征。十二指肠低张造影可突显其形态改变，更有诊断价值，但是在早期胰头癌和早期胰体尾部癌则无明显改变。

（2）经皮穿刺肝胆道成像（PTC）。PTC 可显示梗阻的部位和梗阻端的形态，对判断病变的位置和性质很有价值。若为胰头癌，则可见肝内、外胆管呈现明显扩张和胆囊肿大，梗阻末端形态呈偏心性被压、不规则狭窄和充盈缺损，管壁僵硬等表现。存在梗阻性黄疸时，胆管内压力很高，单做 PTC 会发生胆漏和胆汁性腹膜炎，应置入导管作胆管内减压引流（PTCD）。

（3）内镜逆行胰胆管造影（ERCP）。通过内镜可观察十二指肠乳头情况，再经造影可显示胆管和主胰管情况。若为胰头癌，除可见肝内外胆管扩张外，还可显示主胰管阻塞；若为胰体癌，则显示主胰管不规则狭窄和狭窄后扩张。ERCP 对胰腺癌的早期诊断很有帮助，其敏感性和准确性均可达到 95%，通过 ERCP 还可收集胰液做细胞学检查及做 CEA、POA、CA19-9 测定。对重度梗阻性黄疸患者，还可经内镜下放置鼻胆管引流或逆行置管内引流。行 ERCP 后有一定的并发症，如胆管炎和胰腺炎，虽然其发生率仅 3% ～ 4%，但应严密注意，给予抗生素等预防措施。

（4）腹部 B 超。超声检查具有简便、易行、无创、廉价等优点，腹部 B 超是目前临床上对拟诊腹部疾病首选的检查方法。其缺点是易受胃肠胀气而影响探查结果，为获得最佳效果，提高准确性，尤其是疑诊深位的胰腺疾病时，应做好查前准备，通常是在早晨空腹时或禁食 8 小时后做检查。必要时在检查前日服用轻泻剂，晨起排便后做检查。统计表明，腹部 B 超对直径超过 2 cm 的胰腺肿瘤的敏感性和准确性在 80% 以上。临床上也有发现直径小于 2 cm 的肿瘤的报道。腹部 B 超在胰头癌患者还能见到肝内外胆管扩张，胆囊肿大，胆总管末端梗阻以及主胰管扩张等间接征象。

（5）超声内镜检查。超声内镜检查将超声探头经内镜送入胃、十二指肠，在胃后壁和十二指肠内侧壁上探查胰腺，不受肥胖的腹壁和胃肠胀气的影响。超声内镜检查对胰头、胰体、胰尾肿瘤均能探到，其准确性可达到 90%，并可了解胰周是否有淋巴结转移，对胰腺癌分期也有帮助。

（6）胰管内超声（IDUS）。在内镜下，将高频超声微探头伸入胰管内进行探查，此方法受外界影响最小，可准确地探查出胰腺实质内的小胰腺癌，对胰管良性或恶性狭窄的鉴别也有帮助。

（7）术中B超。这种检查可直接在胰腺表面做探查，不受胃肠胀气的影响。术中B超可发现胰腺内小肿瘤的存在，并指导细针穿刺做细胞学检查（涂片或活检），也可探查肝脏有无转移病灶，并判断门静脉和肠系膜上静脉是否被浸润，对选择术式有重要参考价值。

（8）CT。CT是目前胰腺疾病最常用和最主要的检查方法，可精确显示胰腺的轮廓、形态及其与周围脏器的关系，了解是否有淋巴结和肝脏转移，对胰腺癌诊断的准确性可达95%。螺旋CT的分辨率更高，可提高胰腺癌的诊断率。三维CT血管造影，可清晰显示腹腔干及其分支和肠系膜上动脉的形态，了解血管是否被浸润，为术式选择提供参考。

（9）MRI和磁共振胰胆管成像（MRCP）。MRI具有更良好的软组织对比度，能清晰地显示全胰腺的轮廓形态以及腺体内的异常影像。胰腺癌时T_1和T_2时间延迟，其T_1加权影像呈低信号，T_2加权影像呈稍高信号，在被强化的胰腺组织可清晰显示出癌性病灶。MRI对胰周血管和淋巴结有无浸润和转移的判断能力更强。

MRCP是近年来发展起来的一种无创伤性胰胆管显像技术，可显示胆管和胰管全貌，反映出病变的位置、程度和原因，其准确性几乎达100%。

（10）胰管镜（PS）。PS即母子镜技术，先将十二指肠镜（即母镜）送到十二指肠降部找到乳头开口，再将一根直径1～2 mm的子镜从其活检操作空间伸入直至胰管，由此即可观察胰管内情况，并通过套管作抽吸、活检等操作，以发现早期胰腺癌和鉴别诊断。

（11）血管造影。采用Seldinger技术，经右侧股动脉穿刺插管至腹腔干和肠系膜上动脉进行选择性血管造影。还可超选择性地将造影导管伸入肝动脉、胃十二指肠动脉、胰十二指肠下动脉或胰背动脉造影，分动脉期、毛细血管期、静脉期等3种时相，以观察胰腺和胰周的情况。胰腺癌是一种少血供的肿瘤，癌灶只能见到少血管区或缺血区表现，而其周围动脉和静脉则有受压、移位、僵直、狭窄、中断以及侧支循环建立等表现。血管造影是有创且操作比较复杂的检查方法，目前已较少使用。在大多数情况下，无创或微创影像技术，如B超、CT、ERCP等，已能满足临床诊断的要求。血管造影的目的主要是观察癌灶与周围血管的关系，确定血管是否被侵犯，作为术前评估和制定手术方案的依据。

（12）PET。这种显像技术是将极其微量的正电子核素示踪剂注射到人体内，由体外测量装置探测这些正电子核素在体内的分布情况，再使用计算机断层显像方法，显示出人体全身主要脏器的结构和生理代谢情况。这些正电子核素都是构成人体的基本元素的超短半衰期核素或性质极其相似的核素。运载这些正电子核素的示踪剂是生命的基本物质，如葡萄糖、水、氨基酸，或是治疗疾病的常用药物，如抗癌药氟尿嘧啶等。PET 具有多种不同的功能，临床应用非常广泛。因为 PET 采用与生命代谢密切相关的示踪剂，所以每项 PET 结果实质上反映了某种特定的代谢物（或药物）在人体内的动态变化。也就是说，PET 检查是一项代谢功能显像，可以在分子水平上反映人体是否存在病理变化。对于胰腺癌来说，PET 就是利用其癌组织细胞内的糖代谢比正常组织和良性病变组织明显增加，采用葡萄糖的类似物——氟脱氧葡萄糖（FDG）进入癌组织细胞内聚集释放正电子，使癌组织被扫描后显示出高密度断层图像，其敏感性和特异性可达 100%，对转移性淋巴结和肝转移灶也能良好显示，还可鉴别慢性胰腺炎。但 PET 在糖尿病患者中可能出现假阳性。

（13）PET/CT。PET/CT 是目前医学影像学的最新设备，它将 CT 和 PET 这两种不同成像原理的装置整合在一个系统工程中，通过一次检查可完成两种影像扫描，再用重建融合技术使其形成一幅叠加的 PET/CT 图像，可作全身扫描或局部扫描，这种图像既有多层螺旋 CT 显示清晰的解剖结构和高分辨率的图像，弥补了 PET 空间分辨率不足的缺点，又有 PET 的功能成像、灌注成像及四维成像的优势，显著地提高了螺旋 CT 的诊断价值，尤其是对肿瘤（如胰腺癌、转移癌）的早期诊断起到重要作用。

3. 细胞学检查

细胞学标本主要是由细针穿刺活检取得，对于胰腺癌来说，一般不主张在术前经皮操作，以免发生穿刺道种植或播散。术中或在 B 超引导下进行穿刺活检，对确定癌肿有一定帮助。细胞学标本也可通过 ERCP 收集胰液取得，其阳性率为 70% ～ 80%。

4. 基因诊断

细胞分子生物学技术的发展使得我们现在可以检测细胞的基因缺陷。细胞癌基因的前身是未被激活的正常细胞基因，称为原癌基因。原癌基因被激活即成为癌基因。在正常细胞中有一种使机体不易癌变的基因，称为抑癌基因。近年来已证实癌的发生与原癌基因和抑癌基因有密切关系，即癌的发生是原癌基因被激活和抑癌基因失活所致。目前已知 K-ras 基因（原癌基因）在胰腺癌组织中高表达，而在正常胰腺组织和胰腺炎组织中无表达，因此可将 K-ras 基因的突变作为胰腺癌的肿瘤标志物。从胰液、胆汁、血液、粪便、细针穿刺的肿瘤组织中测定K–ras 基因有无突变，可作为早期诊断和鉴别诊断手段，也可作为肿瘤复发的检测手段。

七、鉴别诊断

胰腺癌应与胃部疾病、黄疸型肝炎、胆石症、胆囊炎、原发性肝癌、急性胰腺炎、壶腹癌、胆囊癌等疾病进行鉴别。

八、治疗

目前，根本的治疗原则是以外科手术治疗为主，结合放疗、化疗等综合治疗。

1. 手术治疗

手术是唯一可能根治胰腺癌的方法。手术方式包括胰头十二指肠切除术、扩大胰头十二指肠切除术、保留幽门的胰十二指肠切除术、全胰腺切除术等。但因胰腺癌的早期诊断困难，手术切除率低，术后 5 年生存率也低。

对存在梗阻性黄疸又不能切除的胰腺癌，可选择胆囊或胆管空肠吻合术，以减轻黄疸，提高患者的生存质量；也可在内镜下放置支架，缓解梗阻。

2. 姑息治疗

对于不适合做根治性手术的病例，常常需要解除梗阻性黄疸，一般采用胆囊空肠吻合术，无条件者可做外瘘（胆囊造瘘或胆管外引流）减黄手术。多数患者能够在短期内减轻症状，改善全身状态，一般生存时间在 6 个月左右。

3. 综合治疗

胰腺癌恶性程度高，手术切除率低，预后不良。虽然手术仍然是首要的治疗方法，但是常常因胰腺癌发现较晚，已丧失根治的机会，而需要对胰腺癌进行综合治疗。同大多数肿瘤一样，胰腺癌迄今还没有一种高效和可全面应用的综合治疗方案。现在的综合治疗是以外科治疗为主，放疗、化疗为辅，并探索结合免疫治疗等生物治疗的新方法。

（1）放疗。胰腺癌是对放疗敏感性较低的肿瘤。

（2）化疗。对不能手术切除的胰腺癌，或者为预防术后复发，均可进行化疗。胰腺癌的化疗目的是降低术后癌的复发率与转移的发生率。

（3）生物治疗。根据治疗用的制剂，生物治疗可分为免疫治疗、细胞治疗、生物因子治疗等。

（4）其他疗法。胰腺癌属于对放疗、化疗敏感性低的低氧性肿瘤，但对热敏感性高。近年来，由于技术上的改进，温热疗法得到了应用，常用的温度是 44 ℃，但还需对加温和测温方法加以改进。

4. 对症支持治疗

胰腺癌晚期因胰腺外分泌功能不全而出现脂肪泻者，可于餐中服用胰酶制剂以帮助消化。对顽固性腹痛者给予镇痛药，包括阿片类镇痛剂，必要时用 50% ～ 75% 乙醇行腹腔神经丛注射或交感神经切除术。放疗可使部分患者疼痛得到缓解。日常应加强营养支持，改善患者营养状况。

九、预后

胰腺癌是一种高度恶性的肿瘤，预后极差。未接受治疗的胰腺癌患者的生存期约为 4 个月，接受旁路手术治疗的患者的生存期约为 7 个月，手术切除癌灶后患者一般能生存 16 个月。早期诊断和早期治疗是提高生存率和改善胰腺癌预后的关键，手术后应用放疗、化疗等辅助治疗可提高生存率。使用手术辅助化疗并加用放疗的患者，其 2 年生存率可达 40%。

第三节　胆管癌

一、概述

胆管癌是一种来源于胆管上皮的肝胆系统恶性肿瘤，可分为肝内胆管癌和肝外胆管癌。

肝内胆管癌又称外周型胆管癌，为来自肝内胆管二级分支以下胆管树上皮的恶性肿瘤，约占胆管癌的 10%。肝内胆管癌具有发生隐匿、恶性程度高、发展迅速、临床预后差等特点。由于肝内胆管癌位于肝实质内，过去通常将其称为胆管细胞性肝癌，并与肝细胞肝癌一道统称为原发性肝癌。但肝内胆管癌具有更高的淋巴结转移率，而淋巴结转移是影响肝内胆管癌预后的重要因素，肝切除和淋巴结清扫已成为改善肝内胆管癌患者预后的常规手术。因肝内胆管癌的生物学行为（肿瘤发生、侵袭和转移等）与肝细胞肝癌显著不同，而与肝外胆管癌一致，因此更多的学者主张将肝内胆管癌归入胆管癌的范畴。

肝外胆管癌是指发生在左右肝管至胆总管下端的胆管癌，约占胆管癌的 90%，按其发生部位，可分为 3 种：①上段胆管癌，或称高位胆管癌、肝门部胆管癌，肿瘤位于肝总管、左右肝管及其汇合部，位于后者部位的肿瘤又称 Klatskin 瘤。②中段胆管癌，肿瘤位于胆囊管水平以下、十二指肠上缘以上的胆总管。③下段胆管癌，肿瘤位于十二指肠上缘以下、肝胰壶腹以上的胆总管。其中肝门部胆管癌占肝外胆管癌的 55% ～ 75%，中下段胆管癌占 25% ～ 45%。

胆管癌的发病率有逐年上升的趋势，不同地域之间发病率差异很大，主要原因是各地环境危险因素不同。欧洲每年新发胆管癌约为 10000 例，年龄标化的年发病率为 1.5/10 万，绝大部分患者发病时超过 65 岁，高峰年龄为 70 ～ 80 岁。男性患者略多于女性患者，这可能与男性原发性硬化性胆管炎的发病率高有关。西方国家肝内胆管癌的发病率持续升高，可能与其国家的工业化有关。在我国，肝外胆管癌的发病率已高于胆囊癌，患者的年龄大多在 50 ～ 70 岁，男性与女性的比例为（2 ～ 2.5）：1。

胆管癌预后很差，总的 5 年生存率不足 5%。肝内胆管癌的 5 年生存率为 13% ～ 42%，平均生存时间为 18 ～ 30 个月。肝门部胆管癌的预后最差，平均生存时间短于肝内胆管癌和中下段胆管癌，为 12 ～ 24 个月。这可能与肝门部胆管癌特殊的解剖部位有关，且其起病隐匿、难以早期发现，大多数患者就诊时已属晚期，常因肿瘤侵犯周围重要血管和肝而不能行根治性切除，且术后极易复发（复发率为 60% ～ 90%），75% 的患者在 1 年内死亡。因此，改善胆管癌预后的关键是早期诊断、早期治疗，以及合理的综合治疗。

二、病因

胆管癌的确切病因尚不明确。目前，已确认胆管慢性炎症和胆道梗阻诱发的胆道细胞损伤是影响胆管癌发展进程的两个主要因素，炎症状态下胆汁微环境中释放的细胞因子可导致细胞恶性转化。胆管癌可能与以下危险因素相关。

1. 原发性硬化性胆管炎

在西方国家，与胆管癌发病关系最密切的疾病是原发性硬化性胆管炎。一项瑞典研究发现，8% 的原发性硬化性胆管炎患者在 5 年之内发生胆管癌。原发性硬化性胆管炎患者容易在早期（30 ～ 50 岁）罹患胆管癌，以多病灶常见且难以切除。原发性硬化性胆管炎患者由于炎症不断进展和胆汁中内源性诱变剂的产生而增加患胆管癌的危险性，并且胆汁淤积可进一步增加发生胆管癌的危险性。在因原发性硬化性胆管炎而行肝移植术切除的肝标本中，36% ～ 40% 可发现隐灶性胆管癌。

2. 肝吸虫病

肝吸虫的致癌机制可能与成虫在胆管内蠕动的机械性刺激、虫体代谢产物和胆汁成分的化学刺激有关。另外，某些致癌因素，如食用盐腌的鱼引起的人体亚硝酸复合物增加，被认为对吸虫感染有协同作用。

3. 先天性胆管扩张症

先天性胆管扩张症与胆管癌的发生有一定关系。先天性胆管扩张症癌变率可高达 30%，其中 75% 发生在成年人胆管囊肿（包括 Caroli 病），发生癌变的平均年龄在 40 ～ 50 岁。未经治疗的胆管囊肿患者在 30 岁时发生恶性肿瘤的可能性为 15% ～ 20%，较散发性病例发病年龄明显提前，且病程越长癌变的危险性越高。

胆胰管异形汇合、胰液反流入胆道、慢性炎症、细菌感染等可能是引起癌变的机制。胆管囊肿伴有肝内外胆管结石时，癌变的风险更大。

4. 胆胰管汇合异常

胆胰管汇合异常易发生包括胆囊癌在内的胆道恶性肿瘤。胆总管囊肿患者患各种胆道肿瘤的风险均增加，其中胆囊癌的发生率约为 12%。

5. 病毒性肝炎

病毒性肝炎是亚洲较常见的危险因素，10% 以上的胆管癌患者患有肝炎。我国是 HBV 感染的高发区，HBV 携带者约占总人口的 9%。大量的流行病学和分子生物学研究已证实 HBV 是人肝细胞癌（HCC）和肝内胆管细胞癌的重要致病因素。胆管癌患者血清中 HBV 的感染率高达 72%，国内外学者先后在肝外胆管癌组织中检测出 HBV 的 DNA 及 HBV 的翻译产物，提示 HBV 的慢性感染与肝外胆管癌的发病密切相关。近来研究发现，HCV 也是 HCC 的危险因素，并且在胆管癌组织中已识别出 HCV 的 RNA。HBV 和 HCV 为嗜肝细胞性病毒，由于肝细胞与胆管细胞在胚胎发生上有同源性、在解剖学上有连续性且内环境也相同，因此 HBV 和 HCV 可感染肝细胞和肝内、肝外胆管细胞。当 HBV 和 HCV 感染胆管上皮细胞时，在免疫作用下可造成病毒性胆管细胞损伤，但其确切致癌机制尚不清楚。

6. 胆石症

胆石症在西方非常少见，但在亚洲相当普遍，接近 10% 的肝内胆管结石患者将产生胆管癌。在日本，有 6% ～ 18% 接受肝切除的胆管癌患者有肝内胆管结石。在我国，20 世纪 80 年代前，肝内、外胆管结石的发病率明显高于胆囊结石，20 世纪 80 年代后，随着生活水平提高和环境卫生明显改善，胆囊结石的发病率明显高于胆管结石。肝内胆管结石与肝内胆管癌密切相关，癌变率为 0.36% ～ 10%。

一般认为，肝内胆管结石对胆管壁的长期机械刺激以及所引起的慢性胆道细菌感染和胆汁滞留产生的致癌物质（如胆蒽和甲基胆蒽等）等因素，可导致胆管壁的慢性增生性炎症，继而引起胆管黏膜非典型上皮增生。对不同级别的胆管癌和胆管结石伴发黏膜上皮不典型增生的细胞 DNA 含量进行测定，其结果提示此不典型增生是胆管癌的癌前病变，以后可逐渐移行为腺癌。

7. 溃疡性结肠炎

溃疡性结肠炎患者的胆管癌发生率为 0.4% ～ 1.4%，较一般人群高 9 ～ 21 倍，平均发生年龄为 40 ～ 50 岁；病程长、全结肠受累更易患胆管癌；药物治疗和肠切除术不能降低其发生率。溃疡性结肠炎致胆管癌的发病机制不明，可能与胃肠道中的梭状芽孢杆菌使肠肝循环中的胆汁酸还原为致癌的 3–甲基胆蒽，以及胆道感染等因素有关。

8. 伤寒和副伤寒杆菌感染与带菌者

伤寒和副伤寒杆菌感染与带菌者患胆管癌的危险性比正常人高 100 倍以上，但目前机制尚不明确。

9. 胆管腺瘤和乳头状瘤

胆管腺瘤和乳头状瘤在临床上较少见，但具有恶变倾向，是癌前病变。

10. 手术

行胆管空肠鲁氏 Y 形吻合术、肝胰壶腹括约肌成形术后，由于肠内容物及细菌反流入胆管内，长期反复感染和机械性损害亦可导致胆管黏液上皮增生、癌变。

11. 其他

暴露于某些化学物质和放射性核素（如亚硝胺、石棉、胶质二氧化钍、氡等）可能诱发胆管癌。某些药物，如异烟肼、甲基多巴、口服避孕药等，以及 EB 病毒感染、错构瘤等，也可能是胆管癌发生的危险因素，如同时伴有胆道不完全性梗阻，则胆管癌发生率更高。

据胆道癌临床流行病学调查资料，既往有胆囊炎病史者患胆管癌的危险性升高，调整的比值比为 1.9（95% CI：1 ～ 3.3）。肝硬化患者胆管癌的危险性明显增加，比值比为 3（95% CI ：1 ～ 9.1）。尚无证据显示吸烟与普通人群胆管癌发生有关，但吸烟与原发性硬化性胆管炎患者胆管癌的发生密切相关。近来的研究提示肥胖也是肝外胆管癌发生的危险因素之一。

三、病理

1. 大体分型

胆管癌可分为乳头型、结节型、硬化型和弥漫型，肿瘤可以多中心和伴发胆囊癌。

（1）硬化型：最常见，多位于肝门部。肿瘤呈生姜样质硬肿块，剖面灰白色或淡黄色，胆管壁极度增厚，中央仅见纤细腔道，甚至完全闭锁，与正常胆管交界处呈漏斗样缩窄。

（2）乳头型：少见，多位于胆管下段和壶腹部。肿瘤呈息肉状或菜花样向腔内生长，扩张的胆管壁薄，隔着胆管壁能扪及质软肿瘤，边界清晰，稍能推动。此类型癌细胞分化程度高，很少向胆管周围、血管、神经侵犯，手术切除率高，预后好。

（3）结节型：少见，多位于胆管中下段。肿瘤小而局限，呈结节状凸向胆管腔，管腔不规则狭窄，胆管壁稍增厚。肿瘤可侵犯胆管周围组织、血管和肝。此类型癌细胞分化程度高、生长缓慢，切除率较高，预后稍好。

（4）弥漫型：极少见。肿瘤细胞分化程度低，肝内外胆管受到广泛侵犯，胆管壁广泛增厚，呈一条索状管道结构，管腔狭窄，管周结缔组织炎症反应明显，与硬化性胆管炎难以鉴别。此类型手术切除率极低，预后极差。

2. 组织分型

98% 以上为腺癌，高分化腺癌最常见，占 60% ～ 70%，中分化腺癌占 15% ～ 20%，低分化及未分化腺癌少见。镜检时，胆管癌大部分是分化良好的有黏液分泌的腺癌，甚至在其转移灶中有时也很难找到腺体及细胞的异型。癌细胞呈腺泡状、小腺腔、腺管状或条索状排列。癌细胞为柱形，核长卵形，浅或深染，异型性不大。同一腺腔中细胞异质性，核质比例升高，核仁明显，间质和周围神经浸润。腺腔周围的间质富于细胞，并呈同心圆排列，这些都是胆管癌的重要特征。其中，正常的腺上皮和那些核大、核仁明显的腺上皮存在于同一腺腔中最具诊断价值。硬化型胆管癌伴有明显纤维化。部分胆管癌伴有神经内分泌分化，这种癌的预后较差。

四、转移

直接侵犯和淋巴转移是胆管癌的主要转移方式，血行转移和种植转移较少见。胆管癌常沿胆管周围组织、神经淋巴间隙、血管浸润扩展，并可侵犯肝实质。有时肿瘤可沿黏膜向近端或远端胆管浸润延伸。胆管癌具有较高的淋巴结转移率，可向肝十二指肠韧带旁、肝总动脉与腹主动脉周围淋巴结转移，亦可向胰头后和肠系膜上动脉周围淋巴结扩散，但较少发生远处转移。

五、临床表现

（1）黄疸。患者可出现黄疸，为逐渐加重的持续性黄疸，伴瘙痒和体重减轻。

（2）腹痛。少数无黄疸患者表现为上腹部疼痛，有时伴发热、腹部包块等。

（3）二便异常。大便灰白，呈白陶土色；尿色深黄，如浓茶。

（4）胆囊肿大。中下段胆管癌患者可触及肿大的胆囊，但 Murphy's 征可能阴性，而肝门部胆管癌胆囊一般不肿大。

（5）肝脏损害。肝功能失代偿后可出现腹水或双下肢水肿。肿瘤侵犯或压迫门静脉，可造成门静脉高压；晚期患者可并发肝肾综合征。

（6）胆道感染。患者可合并胆道感染，最常见的感染细菌为大肠杆菌、粪链球菌及厌氧性细菌。内镜和介入放射性检查可诱发或加重胆道感染，出现右上腹疼痛、寒战、高热、黄疸，甚至出现休克。

（7）胆道出血。如癌肿破溃可导致上消化道出血，出现黑便、大便隐血阳性、贫血等。

（8）其他症状。如食欲不振、恶心呕吐、乏力、消瘦等。

六、诊断

胆管癌根据临床表现即可考虑诊断，结合实验室检查和影像学检查可进一步明确诊断。影像诊断学的发展，为胆管癌的诊断提供了有效手段。

七、鉴别诊断

鉴别诊断首先考虑与胆总管结石相鉴别，其特点是发作性胆道不完全性梗阻，伴有胆石性胆管炎特有的三联征，而恶性梗阻性黄疸一般为持续性。胆总管下端的恶性肿瘤往往伴胆囊肿大。如果胆囊不肿大，临床上应排除原发性胆管硬化、药物性黄疸、慢性活动性肝炎等疾病。

八、治疗

1. 治疗目标和原则

手术切除是目前根治胆管癌的唯一手段，能否根治性切除取决于病变局部范围、血管侵犯情况、有无远处转移等。以往认为胆管癌的放疗、化疗效果不佳，但随着辅助治疗研究的深入，新的放疗、化疗技术方法的进步以及新的化疗药物的应用，越来越多的前瞻性研究得到了令人振奋的结果，结合放疗、化疗及免疫治疗等的综合治疗能明显地提高胆管癌患者的生存时间和生活质量。因此，合理的综合治疗也是必不可少的。

胆管癌的治疗目标是力争根治性切除，尽量延长患者生存时间，提高生活质量，缩短住院时间。

治疗原则是早期诊断、早期治疗、根治性切除、合理综合治疗、预防复发和转移。

2. 胆管癌的术前评估

术前应根据患者的全身情况、对手术的耐受能力、病变的范围和程度，以及有无远处转移等方面，对肿瘤切除的可能性进行精确评估。目前缺乏一种既能明确肿瘤范围，又能对手术可切除性、切除方式及预后都有较好指导作用的术前评估方法。

以肝门部胆管癌为例，Bismuth 分型法对肿块与胆管系统的定位有价值，也对手术方法及治愈性切除方式有指导作用，但不能反映出肿块与周围其他结构的关系，也不能用作病程定期的依据。TNM 分期则可反映出肿瘤对胆管外的脏器、血管的侵犯和淋巴结转移情况。因此，如能将两个系统结合起来，则能对肝门部胆管癌进行更精确的术前评估。

出现下列情况，常提示肿瘤不能根治性切除：双侧Ⅱ级以上胆管受犯；门静脉主干受犯并累及汇合甚至双侧分支；一侧肝叶萎缩而对侧门静脉分支受犯；一侧肝叶萎缩而对侧Ⅱ级以上胆管受犯；远处转移（腹膜、肺、肝多处转移以及远处淋巴结转移等）。

对肝门部胆管癌应持积极手术治疗的态度，只要没有手术禁忌证，均应行手术探查。

3. 术前是否减黄（术前胆道引流）

目前胆管癌的术前减黄已非必需，是否进行术前减黄取决于患者的全身情况和有无急性胆管炎。术前减黄仅在患者一般情况差、不能耐受手术或伴有急性胆管炎发作时应用。

术前减黄的优点是能有效降低胆道高压所引起的并发症发生率，减轻肝叶切除所致肝衰竭；缺点是有出血、感染、胆漏等并发症，肝功能改善有限。

（1）适应证：①血清胆红素＞ 170 μmol/L。②难于定性的胆管癌，在胆管引流的同时可获得胆管树图像评估分期、分级等。③长期、持续性黄疸患者。④合并严重营养不良、一般情况差的患者。⑤合并严重胆管感染的患者。⑥高位胆管癌或进展性胆囊癌须行扩大肝叶切除的患者。

（2）常用的引流方式：① PTCD。②经十二指肠镜插入鼻胆管或临时胆管支架引流。③手术引流。术前胆管内引流的主要方式是经内镜放置临时胆管内支撑管，外引流的主要方式是 PTCD。

（3）引流方式的选择：理论上内引流优于外引流，因为胆汁进入肠道更符合生理状态，可减少体液和电解质丢失，有利于改善患者营养状态、减轻内毒素血症。但由于内引流后肠道内细菌可进入胆道而易诱发急性胆管炎，因此，也有学者主张术前先选择外引流，如患者不能耐受手术或肿瘤无法切除，再转为内引流（放置胆管金属支架或塑料内支撑管）。

经十二指肠镜插入鼻胆管或临时胆管支架引流，适用于低位胆管梗阻，不适用于肝门胆管梗阻，如失败应改行 PTCD 或尽早手术，以预防急性胆管炎发作。经内镜放置胆管内支撑管不仅有导致急性胆管炎和胰腺炎的可能，还易造成肝、十二指肠悬韧带充血水肿，增加手术难度。同时，PTCD 简单易行，置管成功率高，引流效果好，且随着介入技术的进步，PTCD 并发症发生率明显降低。因此近年来越来越多的学者认为，无论是上段还是中下段胆管癌的术前胆管引流都应首选 PTCD。

（4）引流位点的选择：肝门部胆管癌存在肝门胆管分割现象，单侧穿刺引流常不能达到满意效果，多点穿刺则会增加并发症的风险。如有肝叶切除的可能，引流的肝叶应选择被保留的肝叶部分。

（5）引流时间：动物实验发现，即使胆红素水平降至正常，肝功能恢复也至少需 6 周。延长引流时间会增加导管堵塞和感染的风险，甚至发生肿瘤进展播散而延误手术，而引流时间过短则效果不明显。综合文献资料，引流时间以 4 ～ 6 周为佳。

4. 胆管癌的手术治疗

手术根治性切除是唯一可能治愈胆管癌的方法，目的是切除肿瘤和恢复胆道通畅。肝内胆管癌应遵循原发性肝癌的治疗原则；肝门部胆管癌（包括近肝门区的肝内胆管癌）应行肝叶或肝段及相应肝胆管的切除和胆道重建；中段胆管癌且肿瘤局限者可行胆管部分切除、胆管空肠鲁氏 Y 形吻合术；对下段胆管癌和中段胆管癌累及胰腺者应行胰十二指肠切除。

胆管癌的手术治疗主要包括根治性切除、姑息性切除和单纯引流术。根据手术切缘有无癌细胞残留，手术切除可分为：R_0 切除，即切缘镜下检查无癌细胞；R_1 切除，切缘镜下可见癌细胞；R_2 切除，切缘肉眼可见残留病灶。

胆管炎性狭窄、畸形、结核、硬化性胆管炎、转移性癌肿、肝癌胆管癌栓都可产生与胆管癌相同的临床表现，故只要患者没有手术禁忌证，均应积极行手术探查，必要时经术中冷冻切片或快速石蜡切片检查以明确诊断。在未经手术探查和病理证实之前，不能随便下胆管癌的诊断，不能轻易下肿瘤不能切除的结论，也不能随便放置记忆合金胆道内支架。术前应从患者的全身情况、对手术的耐受程度、病变的范围和程度以及有无远处转移等方面，对肿瘤切除的可能性进行精确评估，并选择合理的手术方式和辅助治疗方案。

（1）肝门部胆管癌的手术方式。

①肝门部胆管癌根治性切除术。实施肝门部胆管癌骨骼化切除，将包括肿瘤在内的肝段或肝叶、胆总管、胆囊、部分左右肝管以及肝十二指肠韧带内除血管以外的所有软组织整块切除，将肝内胆管与空肠做鲁氏 Y 形吻合。

②肝门部胆管癌扩大根治性切除术。视肿瘤累及肝管范围的不同或是否侵犯血管，在肝外胆管骨骼化切除的同时，一并施行左半肝、右半肝或尾叶切除，门静脉部分切除、修补，或整段切除后进行血管重建。

肝门部胆管癌特殊的转移方式常是局部切除术后复发率居高不下的根源。肝门部胆管癌主要是沿胆管壁上下浸润及向神经周围、淋巴间隙播散，从而使胆管周围重要结构如肝动脉、门静脉、肝实质等受到侵犯，其中肝十二指肠韧带结缔组织内癌细胞残留是肝门部胆管癌切除后易复发的重要原因。故有学者提出联合部分肝切除，必要时联合胰十二指肠切除的扩大根治术，并要求术中遵循不触碰肿瘤原则，达到整个术野都没有癌细胞残留的目标。其术式包括肝门部胆管癌切除、肝十二指肠韧带骨骼化切除，必要时行肝叶切除和（或）尾状叶切除，连同门静脉和（或）肝动脉一起切除。

以往的观点认为，肝门部胆管癌行联合肝叶切除的胆管癌根治术时，近端肝内胆管的重建需断端切缘无癌侵犯，暴露良好，因而对左、右肝管均受累的Ⅳ型肝门部胆管癌则无法行联合肝叶的根治性切除，往往需行肝移植术。另外对血管侵犯的处理，以往的观点认为，由于多数患者存在长时间的阻塞性黄疸，肝储备与代偿能力明显下降，行长时间的肝门阻断和血管重建术需慎重；而现在的观念较以往有所改变，主要归纳如下：左、右肝管均累及，限于Ⅰ级胆管内（Ⅳ型），可做扩大 3 叶切除术。有意大利学者提出，对于欲切除的半肝，术前可通过门静脉栓塞，使其萎缩，而使保留的半肝代偿性肥大，以降低术后肝衰竭的发生率。肿瘤累及肝动脉、门静脉者，可切除累及血管段并行血管重建。少数情况下，肿瘤侵及尾叶、累及下腔静脉，也可切除相应肝段叶并行血管重建。该术式主要适用于 Bismuth Ⅰ型及Ⅲ型患者。肝门部胆管癌扩大根治性切除术病例 1 年、3 年、5 年生存率分别为 75.4%、24.4% 及 12.2%，存活最久的 1 例现已无瘤存活 8 年，提示肝门部胆管癌应积极行手术切除治疗，对无明显手术禁忌证的患者行肿瘤切除联合肝叶切除的扩大根治性切除术可延长患者存活期。研究资料显示，手术治疗肝门部胆管癌，发现联合肝叶和（或）门静脉和（或）肝动脉切除者切缘阴性率达 80%，而局部切除者仅为 30%。肝门部胆管癌切除，自从采用肝门部血管“骨骼化”、扩大切除范围并附加肝叶切除术以来，手术切除率便有显著提高，但由于患者有不同程度的梗阻性黄疸，在严重黄疸的情况下，若施行广泛的肝切除术，例如施行右 3 叶切除术，手术的危险性也大大提高。因此，术前引流肝内胆管使患者血清胆红素水平下降至接近正常，已成为医学界较为一致的意见，但因有增加感染并发症、延长治疗时间、导管并发症发生率高等顾虑，在国际上尚未达成共识。扩大性切除根治术可使生存率明显提高，但同时我们也必须注意到术后并发症发生率和病死率也会随之增高。资料显示，扩大根治性切除术术后并发症发生率及病死率分别高达 29% 和 48%。因此，在选择手术方式的时候要充分考虑患者的全身状况。

③肝门部胆管癌姑息性部分切除术。包括肝门部胆管癌部分切除、狭窄肝管记忆合金内支架置入、肝管空肠鲁氏 Y 形吻合，术中可同时行胃十二指肠动脉插管、药泵皮下埋置以利于术后区域灌注化疗。这样做有利于切开狭窄的肝管，充分发挥内支架的作用，减少癌瘤体积，为术后综合治疗提供方便，比如可切取小块癌组织进行化疗药物敏感性测定，挑选注入药泵的化疗药物。

④姑息性胆管引流术。保存肿瘤的肝管空肠鲁氏 Y 形吻合术；间置胆囊肝管空肠鲁氏 Y 形吻合术；肝管置管内引流或外引流术；PTCD；经 PTCD 或 ERCP 记忆合金胆管内支架置入等；经 ERCP 鼻胆管引流术或塑料内支撑管置入术。

术后肿瘤复发或胆泥堵塞胆管内支架致梗阻性黄疸者，只要患者情况尚可，就可分别经 ERCP 或 PTCD 途径再次疏通或引流胆管，以延长患者的生存期。

有两种新的记忆合金支架已应用于临床。一种是具有内照射作用的金属支架，其优点是既能起到胆管支撑引流作用，还可同时进行内照射治疗。另一种是可回收金属带膜胆管支架，其优点是既能防止肿瘤或肉芽组织长入支架内，又可在金属支架被胆泥堵塞时取出重新置入。但这两种支架由于临床应用时间短，还存在支架不能顺利取出以及取支架造成出血、胆管感染等并发症的可能，因此应慎用。

⑤全肝切除后原位肝移植术。目前尚有争议。反对者认为花费大量的人力、物力，同时耗费宝贵的供肝资源而仅仅达到提高患者生活质量的目的不值得。提倡者认为，肝门部胆管癌具有肝内转移、生长缓慢、肝外转移较晚的特点，是肝移植的良好适应证。具体做法是选用原位肝移植、胆管重建，并行肝总管与受体空肠鲁氏 Y 形吻合，最大限度地切除患者的远端胆管以防止复发。肝门部胆管癌肝移植术的适应证为已确诊为Ⅱ期患者，开腹探查无法切除；拟行 R_0 切除，但因肿瘤中心型浸润，只能做 R_1 或 R_2 切除；术后肝内局部复发。在无有效的辅助治疗措施帮助下，肝移植尚不是胆管癌的主要治疗手段。

（2）中段胆管癌手术方式。

①根治性切除术。胆管部分切除术、胆管空肠鲁氏 Y 形吻合术适用于肿瘤比较局限，胆管上下切缘阴性（＞ 1 cm）者。胰十二指肠切除术适用于胆管下切缘阳性、肿瘤累及胰腺者。

②姑息性胆管引流术。

（3）下段胆管癌手术方式。

①胰十二指肠切除术。

②姑息性胆管引流术。

③胃空肠吻合术。出现十二指肠梗阻时，可行胃空肠吻合术或经胃镜置入金属支架解除梗阻。

5. 放疗、化疗

随着辅助治疗研究的深入，新的放疗、化疗技术方法的进步以及新的化疗药物的应用，越来越多的前瞻性研究显示了令人振奋的结果，放疗、化疗及免疫治疗等综合治疗能减少胆管癌根治术后的局部复发率，对不能切除的晚期和局部复发的病例也可延长患者生存时间和改善患者生活质量。因此，合理的综合治疗是必不可少的。

胆管癌的手术切除范围有限，胆管切端累及、区域淋巴结清扫不彻底的情况较常见。因此，术后宜辅助放疗、化疗，静脉给药或行区域动脉灌注化疗。带 T 管引流者采用氟尿嘧啶胆道灌注，也有一定的疗效。资料显示，胆管癌的化疗效果略逊于胆囊癌，但放疗效果优于胆囊癌。

此外，胆管癌还有一些特殊的放疗方法，如定向放疗（伽马刀）治疗、经介入方法（PTC、ERCP）或在术中置入胆道内支架放入铱或钴放射性粒子行腔内放疗等。

6. 光动力疗法

胆管肿瘤的光动力治疗是一项新出现的治疗方法，其原理是将特殊的光敏剂注入体内，肿瘤组织摄取和存留的光敏剂较多，然后再应用特定波长（630 nm）的激光进行光照射，在生物组织中氧的参与下发生光化学反应，产生单态氧和（或）自由基，破坏组织和细胞中的多种生物大分子，最终引起肿瘤细胞的坏死，也可直接应用内镜引导将光纤插入胆管肿瘤部位，进行近距离局部光照射。目前光动力治疗是一种重要的姑息性治疗方法，这种治疗方法主要的不良反应是光毒性，可能持续 4 ～ 6 周。几个Ⅱ期的研究报道了光动力治疗的有益结果，中位生存期为 330 ～ 439 天，1 年生存率为 45% ～ 78%。因此，光动力治疗是一种有前景的胆管肿瘤局部控制方法。

相对适应证：已成功行胆道引流的无法切除的肝门部胆管癌；因伴随疾病而不能耐受手术的肝门部胆管癌；胆管切缘可疑肿瘤残留的肝门部胆管癌。

禁忌证：卟啉症；近期接受过光敏药物（如博来霉素等）的治疗；置入带膜金属胆管支架；严重的肝肾功能不全。

相对禁忌证：腹膜转移；胆汁瘤或肝脓肿等。光动力治疗前应对胆汁淤积严重的胆管癌患者进行保肝、减黄等预处理。

7. 射频消融术

射频消融术是根据电流通过组织时可使电极周围组织中的正负离子高速震荡，高速震荡的离子因摩擦产生大量的热量，产生局部高温使肿瘤组织凝固坏死的原理产生的，并且射频治疗还可使肿瘤周围产生一个反应带，阻断肿瘤的血供，有效阻止肿瘤的生长、转移。国内有学者将射频消融术联合内镜下支架置入治疗与单纯支架置入治疗对比，发现联用射频消融术可使胆管通畅期延长。

8. 出院后建议

（1）适当休息。

（2）调节饮食，加强营养。消炎利胆、保肝治疗。

（3）门诊定期随访复查，定期复查 B 超或 CT 及肝功能、AFP、CEA、CA19-9 等。

（4）行胆管外引流患者，保持引流通畅，并记录每日引流量。

（5）出现腹痛、发热和黄疸，及时到医院就诊。胆道感染者可予抗感染、保肝治疗；再次出现黄疸患者可根据具体情况予以胆管引流。

（6）根据整体治疗方案安排辅助放疗、化疗等治疗。

九、预后

胆管癌的疗效很差，文献报道总的5年生存率仍不超过5%。预后差是因为大部分胆管癌患者出现临床症状时已经处于肿瘤进展期，手术切除率低；同时术后复发率高，术后5年复发率＞60%。75%的患者在明确诊断后1年内死亡。除乳头状腺癌和腺瘤癌变的近期疗效较好外，其余病理类型的患者绝大多数在近期内死亡。行姑息性引流术的大多数患者在术后1年内死亡。无论采用何种内支撑法解除胆管梗阻，平均生存期均为7个月。

胆管癌的预后与能否根治性切除肿瘤密切相关，病理切片证实切缘阴性的患者预后最好。肝内胆管癌术后的5年生存率为8%～47%；中下段胆管癌术后的5年生存率为20%～54%；肝门部胆管癌术后1年、3年、5年的生存率分别为67%～80%、25%～40%、11%～21%，其中以根治性切除术切缘阴性的患者预后最好，5年生存率达40%，不能切除的胆管癌很少能生存超过1年。肿瘤切除术后结合化疗、放疗的患者的平均生存时间为17～27.5个月。不能切除但能耐受化疗和放疗的患者平均生存时间为7～17个月。预后最差的是那些肿瘤无法切除又不能耐受化疗、放疗的仅行内支撑引流的患者，生存时间仅为数周。提高早期诊断率和手术切除率，加强术后的综合治疗，有望进一步提高胆管癌的疗效。

1. 影响预后的因素

（1）影响预后的临床和病理因素：临床因素中，病期的早晚是影响预后的最主要因素。早期发现的患者，手术切除率以及预后情况均高于晚期患者。术前血白蛋白低于30 g/L，血胆红素高于171 μmol/L（10 mg/dL），CA19-9＞1000 U/mL，多处病灶、肝包膜受犯、胆管切缘阳性、区域淋巴结转移、MUCl表达阳性等均提示预后不良。病理因素中肿瘤的组织学类型、TNM分期、淋巴结转移、肝浸润、胰腺浸润、切缘癌残留等均影响预后。

（2）治疗方法与预后：手术切除是改善胆管癌预后最有效的方法，行根治性手术切除患者的预后高于行姑息性切除术患者。在施行根治性切除术的前提下，预后不受胆管肿瘤位置的影响，5年生存率为20%～40%。姑息性手术术后，平均生存期约为10个月，1年生存率为26%～37%。大多数研究表明，手术和非手术胆管引流治疗胆管癌在近期黄疸缓解率、并发症发生率、早期（1 个月）病死率及远期生存率等方面均无明显差异。但是，在远期并发症，如黄疸复发、胆管炎等方面，非手术胆管引流的发生率明显高于手术胆管引流。光动力疗法联合胆管内支架术的预后优于单纯胆管内支架术。

（3）胆管癌的生物学特性与预后：胆管癌总体预后差，故加强胆管癌生物学特性的研究对于提高胆管癌的临床诊治水平以及改善预后具有重要意义。目前与胆管癌有关的热点癌基因有 K-ras、erbB-2、C-myc、BRAF 和 FHIT 等，抑癌基因有 p53、APC、p164、DPC4 等。在胆管肿瘤生物学特性研究取得进展的同时应该认识到，今后对胆管肿瘤的研究重点应该放在积极探索哪些基因或哪些标志物可以作为早期诊断标志；建立胆管癌和胆囊癌的细胞株及动物模型，为进一步研究胆管肿瘤的生物学特性提供有力工具；胆管肿瘤的发生是多基因协同作用、多因素参与和多阶段综合发展的结果，因而研究中应注重多因素、多基因协同作用在胆管上皮细胞癌变过程中的作用。

2. 胆管癌三级预防是改善胆管癌预后的关键

能否手术切除，是判断胆管癌预后最重要的指标，而能否手术取决于病情的发展程度。胆管癌三级预防有逆转患癌结局的可能，对已经患癌的患者也可大大改善其预后。

（1）一级预防：即病因预防。现有研究提示，原发性硬化性胆管炎、胆总管囊肿、长期的胆管内结石、胆管腺瘤等均为胆管癌的重要危险因素。建议对癌变风险高的病因积极治疗，必要时进行预防性切除，从而有助于降低胆管癌的发生率。对原发性硬化性胆管炎患者，通过十二指肠镜（包括子母镜）细胞刷刷取脱落细胞进行细胞学检查或组织活检，定期观察胆管上皮细胞的异型程度。对胆管癌高发地区，应积极地早期治疗那些可能导致胆管癌的疾病，如肝炎、胆石症等。

（2）二级预防：即早发现、早诊断、早治疗。对于具有高度危险因素的患者，建议定期随访，查 B 超以及 CEA、CA19-9。一旦确诊，应根据病情具体情况，制定具体治疗方案。目前仍认为手术切除是最有效的手段。姑息性切除、肝内外引流术、光动力疗法对延长患者生存时间有一定帮助。

（3）三级预防：康复预防。对不能手术或术后患者，争取康复治疗，这些患者可采用保肝、支持治疗等方式，以减轻痛苦，提高生活质量。

第四节　结直肠癌

一、概述

结直肠癌是常见的发生于结肠部位的消化道恶性肿瘤，好发于直肠与乙状结肠交界处，以 40 ～ 50 岁年龄组发病率最高，男女之比为（2 ～ 3）：1。结直肠癌发病率占胃肠道肿瘤的第 3 位。结直肠癌主要为腺癌、黏液腺癌、未分化癌。大体形态呈息肉状、溃疡型等。结直肠癌可沿肠壁环行发展，沿肠管纵径上下蔓延或向肠壁深层浸润，除经淋巴管、血流转移和局部侵犯外，还可向腹腔内种植或沿缝线、切口面扩散转移。

二、病因

结直肠癌的发病主要与高脂肪和低纤维素饮食有关。慢性结肠炎患者、结肠息肉患者、男性肥胖者等为易感人群。有结肠息肉者，结直肠癌发生率是无结肠息肉者的 5 倍。遗传因素可能也参与结直肠癌的发病。家族性多发性肠息肉瘤，癌变的发生率更高。

三、病理

1. 大体类型

根据我国结直肠癌诊治规范，大体分类如下。

（1）早期结直肠癌。早期结直肠癌是指原发病灶肿瘤限于黏膜层或黏膜下层者，其中限于黏膜层者为黏膜内癌。黏膜层中没有淋巴管，故黏膜内癌不会发生淋巴结转移。癌限于黏膜下层但未侵及肠壁肌层者为黏膜下层癌，也属早期结直肠癌，但因黏膜下层内有丰富的脉管，因此部分黏膜下层癌可发生淋巴结转移甚至血行转移。早期结直肠癌大体可分为以下 3 种类型。

①息肉隆起型（Ⅰ型）：又可进一步分为有蒂型（Ⅰp）、广基型（Ⅰs）两个亚型。此型多数为黏膜内癌。

②扁平隆起型（Ⅱ型）：肿瘤如分币状隆起于黏膜表面。此型多数为黏膜下层癌。

③扁平隆起伴溃疡型（Ⅲ型）：肿瘤如小盘状，边缘隆起，中心凹陷。此型均为黏膜下层癌。

（2）进展期结直肠癌。当癌浸润已超越黏膜下层而达肠壁肌层或更深层时，即为进展期结直肠癌。其大体可分为下列 4 型。

①隆起型：凡肿瘤主体向肠腔内突出者均属此型。肿瘤呈结节状、息肉状或菜花状隆起，有蒂或广基。切面可见肿瘤与周围组织境界较清楚，浸润较为浅表和局限。若肿瘤表面坏死，则形成溃疡。但溃疡底部高于周围黏膜水平而形如盘状者，则归于另一亚型，称为盘状型。

②溃疡型：凡肿瘤形成较深（深达或超出肌层）的溃疡者均属此型。

③浸润型：肿瘤向肠壁内各层弥漫浸润，使局部肠壁增厚，但表面常无明显溃疡或隆起。肿瘤可累及肠管全周，常伴纤维组织异常增生，有时致肠管周径明显缩小，形成环状狭窄。此时肠镜往往受阻于此狭窄处，若在此处钳取活检，往往因取材较浅，组织学检查难以获得癌的证据。此型预后差。

④胶样型：肿瘤外形不一，或隆起，或伴有溃疡形成，但外观及切面均呈半透明胶冻状。此型大多为黏液腺癌或印戒细胞癌，预后差。

2. 组织学类型

大肠上皮性恶性肿瘤分型如下。

（1）乳头状腺癌。癌细胞呈粗细不等的乳头状结构，乳头中央为中心索。根据其生长方式又可分为两种类型：一型为腺癌组织向黏膜表面生长，呈绒毛状；另一型为肿瘤深部腺腔扩大呈囊状，囊内呈乳头状增生。乳头状腺癌预后较好。

（2）管状腺癌。癌组织呈腺管状结构，根据其分化程度分为 3 级，分别是高分化腺癌（占 15% ～ 20%）、中分化腺癌（占 60% ～ 70%）和低分化腺癌（占 15% ～ 20%）。

（3）黏液腺癌。黏液腺癌以癌组织内出现大量黏液为特征，又可分为两种亚型：一种表现为大片“黏液湖”形成，其中漂浮着小堆癌细胞；另一种表现为囊腺状结构，囊内充满黏液，囊壁衬覆分化较好的黏液柱状上皮。

（4）印戒细胞癌。癌细胞多呈中小圆形，胞质内充满黏液，核偏于一侧，呈圆形或卵圆形。整个细胞呈印戒形。肿瘤由弥散成片的印戒细胞构成，不形成腺管状结构。此型在青少年（尤其女性青少年）结直肠癌中多见，恶性程度高，预后差。

（5）未分化癌。癌细胞弥散成片或呈团块状，不形成腺管状或其他结构。癌细胞的大小、形态可较一致。有时细胞较小，与恶性淋巴瘤难以区别。

（6）腺鳞癌。腺癌与鳞癌见于同一肿瘤内，两种成分充分混合。腺癌部分一般分化较好，而鳞癌部分则一般分化较差。

（7）鳞癌。癌组织呈典型的鳞癌结构，多为中度到低度分化，为一种罕见的结肠肿瘤，多数位于肛管。

在同一肿瘤中可出现两种或两种以上的组织学类型。此时按下述原则进行诊断：①两种组织学类型数量相似，则在诊断时将两种类型都写明，应将预后较差的类型写在病理诊断的首位。②两种组织学类型中，一类占 2/3 以上，另一类占 1/3 以下。若占小部分的肿瘤分化较差，则将主要的组织学类型写在诊断首位，分化较差的写在后面；若占小部分的肿瘤分化较高，则可不写入诊断。

国内各组报道中，结直肠癌各种组织学分型中管状腺癌最多（占 66% ～ 80%），其他类型较少，按次序为黏液腺癌（占 16% 左右），印戒细胞癌（占 3% ～ 7.5%），乳头状腺癌（占 5% 左右），鳞癌（占 1% 左右），腺鳞癌（占 0.6%），未分化癌（占 0% ～ 1.6%）。

除上述类型外，大肠恶性肿瘤中还有一种穴肛原癌（见于肛管，形态类似皮肤的基底细胞癌，也可见鳞癌及移行细胞癌的结构，有时三者可同时存在）、类癌、黑色素瘤、平滑肌肉瘤、恶性淋巴瘤等，但均少见，总共只在全部大肠恶性肿瘤中占 3% 左右。

3. 分期

（1）Dukes 分期。Lockhart Mummery 领导的一个临床小组建立了直肠肿瘤的分期系统，将直肠癌分为 A、B、C 三期：A 期为癌限于肠壁内；B 期为癌已侵及肠壁外；无论癌限于肠壁内还是侵及肠壁外，只要淋巴结已有转移，即属 C 期。该方法简单实用，并且可以判断预后。此后，包括 Dukes 等人在内的许多学者对该系统进行了修改，使之可以更准确地反映浸润和淋巴结转移的状态，同时将应用范围扩大为结肠和直肠。Dukes 分期中的 C 期被进一步划分为两期，其中癌灶邻近淋巴结转移者属 C_1 期，肠系膜高位淋巴结转移者属 C_2 期。此后，又提出了各种改良的 Dukes 分期，如临床引用较多的 Astler 与 Coller 提出的改良 Dukes 分期，将限于黏膜层及黏膜下层的癌归入 A 期，癌侵及固有肌层时归属 B_1 期，癌已侵出固有肌层时归属 B_2 期，癌限于肠壁内但有淋巴结转移时为 C_1 期，癌已侵出肠壁且有淋巴结转移时为 C_2 期。

（2）我国结直肠癌分期。全国肿瘤防治办公室与中国抗癌协会合编的《中国常见恶性肿瘤诊治规范》建议采用的结直肠癌临床病理分期如下。

Ⅰ期（Dukes A 期）：癌浸润深度未穿出肌层，且无淋巴结转移。进一步分为 3 个亚期：$Ⅰ_0$ 期（A_0 期），病变限于黏膜层；$Ⅰ_1$ 期（A_1 期），癌侵至黏膜下层；$Ⅰ_2$ 期（A_2 期），癌侵至肠壁肌层。

Ⅱ期（Dukes B 期）：癌已侵达浆膜或肠外邻近组织，但无淋巴结转移。

Ⅲ期（Dukes C 期）：已有淋巴结转移，其中肠旁及系膜淋巴结转移者属 C_1 期，系膜动脉切断结扎处淋巴结转移者属 C_2 期。

Ⅳ期（Dukes D 期）：包括所有因病灶广泛浸润、远处转移或种植播散而无法切除，或不能完全切除者。

四、转移

1. 直接浸润

一般说来，结直肠癌的生长速度较慢，其环绕肠管扩展一周需 18 ～ 24 个月，即每 5 ～ 6 个月扩展 1/4 周。当始于大肠黏膜的癌浸润至黏膜肌层以下时，由于其沿淋巴管、血管四周的间隙扩展阻力小，癌在黏膜下层、肌层及浆膜下层中的蔓延要比黏膜层广。所以手术切除时，必须距肿瘤黏膜表面有一定的距离，才能保证切缘阴性。结直肠癌浸润穿透肠壁时，即可直接浸润邻近的组织器官。贴近腹壁的盲肠癌、升结肠癌及降结肠癌可侵及腹壁，升结肠上段癌可累及十二指肠降段，肝曲结肠癌可浸润蔓延达肝脏、胆囊，横结肠癌可侵及大网膜或胃。结肠癌灶与小肠粘连、浸润，有时可形成小肠－结肠内瘘，可出现餐后不久即排便、排便次数多、排出未消化食物等症状。直肠癌可侵及膀胱、子宫、阴道、前列腺、精囊腺、输尿管或骶骨。

2. 种植播散

结直肠癌浸润肠壁浆膜层时，癌细胞可脱落于腹膜腔而发生种植播散。广泛的种植播散可产生癌性腹水。肿瘤表面的癌细胞也可脱落进入肠腔。Cole 等在距肿瘤不同距离的远、近侧肠黏膜上做涂片检查，发现远、近侧肠段的涂片中分别有 65% 及 42% 可找到癌细胞，距肿瘤愈近，找到癌细胞的机会愈大。脱落入肠腔的癌细胞在正常黏膜上不至于形成种植，但如进入肠黏膜的破损处，则可存活而形成种植转移灶。Boreham 报道了 8 例结肠癌患者伴肛门区种植癌，其中 1 例发生于痔注射治疗后，1 例发生于痔切除瘢痕处，另 6 例则均发生于肛瘘处。结直肠癌手术时，肠腔内的癌细胞因沾染肠管的切缘，或做吻合时缝针、缝线沾染了位于肠黏膜表面的癌细胞，使之植入肠壁组织内，均可成为术后吻合口肿瘤复发的原因。

3. 淋巴转移

因为黏膜层中无淋巴管存在，所以如果癌细胞只局限于黏膜层，就不会发生淋巴转移。但如果癌已突破黏膜肌层浸润至黏膜下层，就有可能发生淋巴转移。

随着癌向肠壁深层及向肠壁外浸润，淋巴结转移的机会明显增加。

应予注意的是，一般文献中报道的淋巴结转移率均为普通 HE 染色切片病理检查的结果，如用免疫组织化学法对 HE 染色淋巴结无转移者进一步研究，淋巴结转移率就更高。

4. 血行转移

结直肠癌发生血行转移的情况相当常见。

五、临床表现

结直肠癌早期无明显症状，随着病程的发展，临床症状主要表现为：①肠道刺激症状与排便习惯改变。②血便与黏液血便。③腹部不适或腹痛。④腹部包块。⑤不排气、不排便的肠梗阻症状。⑥贫血、消瘦、发热、乏力等全身中毒表现。病变的部位不同，所表现的临床症状也有差异。

右半结肠癌主要表现：①腹部包块。②贫血、消瘦、发热等全身症状。③胃肠道不适和肠道刺激症状。④便血，以暗红色或果酱样大便为主。

左半结肠癌主要表现：①肠道刺激症状和排便习惯改变。②肠梗阻。③便血。

直肠癌的主要表现：①便血。②直肠刺激症状，如肛门坠胀或里急后重感。③排便习惯改变。④肠道梗阻。

六、诊断

依据临床症状和详细的体检，结合内镜检查、影像检查、病理和细胞学检查及肿瘤标志物检测，可以得到明确诊断。

1. 发病部位与分布

在结直肠癌低发地区，一般直肠癌最多，但随着发病率的上升，结直肠癌中结肠癌的比例明显上升。在结直肠癌高发的美国，约 70% 的结直肠癌位于结肠。

2. 检查方法

（1）直肠指检。直肠指检至少可摸清距肛门 7 cm 以内的直肠壁情况。早期的直肠癌可表现为高出黏膜面的小息肉样病灶，指检时必须仔细触摸，避免漏诊。可以触及大小不一的外生型肿块，有时也可触及浸润状、狭窄状病灶。

直肠指检时必须轻柔触摸，切忌挤压，以免使癌细胞进入血流而播散。直肠指检时，应注意确定肿瘤大小、占肠壁周径、有蒂或广基、肿瘤基底下缘至肛缘的距离、肿瘤向肠外浸润状况（是否累及阴道、前列腺，是否与盆壁固定）、肿瘤的质地等。结肠癌患者也应通过直肠指检或直肠阴道双合诊检查了解膀胱直肠凹或子宫直肠凹有无种植灶。

（2）乙状结肠镜检查。硬管乙状结肠镜可检查距肛门 25 cm 以内的肠管，并对所见病灶取活检标本。

（3）钡剂灌肠检查。一般的钡剂灌肠检查不易发现直径 2 cm 以下的病灶，但低张气钡造影法可发现直径 1 cm 以下的结肠癌。临床上疑为低位结直肠癌者，首先采用直肠指检及乙状结肠镜检查，这些检查较钡剂灌肠检查可靠。对已有肠梗阻表现者，因灌肠有加重梗阻及导致梗阻部位以上结肠穿孔的可能，不宜行钡剂灌肠检查。

（4）纤维结肠镜检查。纤维结肠镜检查不仅可以确定病变部位、大小，更重要的是能通过活检确定病变的性质，还可以发现不少为钡灌肠检查所漏诊的小腺瘤与癌。

（5）大便隐血检查。结肠癌表面易出血，只要消化道内有 2 mL 左右的出血，一般大便隐血检查就可出现阳性。Hardcastle 报道用大便隐血检查普查人群中的结直肠癌，结果 2/3 的结直肠癌患者因大便隐血阳性获得诊断。腺瘤中大便隐血 65% ～ 75% 呈阴性，可见大便隐血阴性不能排除大肠腺瘤或癌的可能。

（6）CT、磁共振、腔内 B 超。目前这 3 种检查主要用于了解直肠癌的浸润状况。CT 对诊断直肠癌伴局部广泛浸润与直肠癌术后盆腔炎复发有所帮助，不仅可以直接观察肿瘤是否侵犯盆腔肌肉（肛提肌、闭孔内肌、梨状肌等）、膀胱、前列腺，还可在 CT 引导下做细针吸取细胞学诊断。磁共振在了解直肠癌浸润范围及盆腔内复发方面的意义与 CT 相仿。直肠腔内 B 超可较细致地显示直肠癌肠壁内外的浸润深度，为临床研究是否需要做术前放疗等提供参考依据。它们对确定直肠癌有无淋巴结转移的作用仍有限。

（7）CEA 检查。CEA 检查不具有特异性诊断价值，既有假阳性，又有假阴性。早期患者阳性率较低，淋巴结转移的患者中则有 50% 的 CEA 高于正常，因此不适用于普查或早期诊断。但 CEA 检查对估计预后和诊断术后复发有一定帮助。

七、鉴别诊断

1. 结直肠癌被误诊为其他疾病

不同部位的结直肠癌引起的症状不同，因此可被误诊为不同的疾病。盲肠癌与升结肠癌易被误诊为慢性阑尾炎、阑尾包块、上消化道出血、缺铁性贫血等。肝曲结肠癌或右侧横结肠癌可引起右上腹不适、疼痛。右半结肠癌患者中合并有胆石症者可占 30% 左右，有症状时往往被误诊为胆结石症，甚至做了胆囊切除术后症状仍存在，却以“胆囊术后综合征”解释，以致耽误诊断。中段横结肠癌形成的腹部肿块有时需与胃癌相鉴别。左半结肠癌、直肠癌又易被误诊为慢性结肠炎、慢性菌痢、血吸虫病、痔、便秘等。

2. 其他疾病被误诊为结直肠癌

偶有位于盲肠或回盲部的结核或淋巴瘤可被误诊为盲肠癌。老年人的阑尾包块也可酷似盲肠癌或升结肠癌。血吸虫性肉芽肿、局限性肠炎、溃疡性结肠炎的症状也可与结肠癌相似，肠镜活检及钡灌肠检查可帮助鉴别。直肠子宫内膜异位的临床表现可与直肠癌（浸润型、溃疡型、外生型癌或直肠壁结节状病灶）相似，如患者有痛经病史，可提示此病的可能。

八、治疗

1. 放疗

（1）结直肠癌的放疗方案。结直肠癌的放疗按其目的分为根治性放疗、对症性放疗及放疗、手术综合治疗。直肠癌术后，除早期（Ⅰ期）的不预防性放疗外，其他期均需放疗。其他部位的肠癌术后一般不主张预防性放疗，有肿瘤残留的必须进行放疗，并且达到根治剂量。

①根治性放疗。根治性放疗旨在通过放疗彻底杀灭肿瘤细胞，仅适用于少数早期患者、特殊敏感细胞类型的患者及不适宜手术者。

②对症性放疗。以减轻症状为主要目的，用于止痛、止血、减少分泌物、缩小肿瘤、控制肿瘤等姑息性治疗。适用于晚期症状明显者，放疗部位不要过大，放疗剂量以能控制症状为宜。

③放疗、手术综合治疗。有计划地综合应用手术与放疗两种治疗手段。按进行的先后顺序，可分为术前放疗、术中放疗和术后放疗 3 种。

A. 术前放疗：术前照射能使肿瘤体积缩小，使已经转移的淋巴结缩小或消失，减轻癌性粘连，降低肿瘤细胞活力及闭合脉管，故适用于控制原发病灶及改变 Dukes 分期，有利于提高手术切除率，减少复发率和医源性播散。

B. 术中放疗：指对术中疑有残留处和不能彻底切除处，用β射线进行一次性大剂量照射。

C. 术后放疗：适用于切除不彻底或术后病理标本证实切缘有肿瘤细胞残留者及直肠癌Ⅱ、Ⅲ亚期患者。有计划行术后放射的，应在术中做银夹标记，以便缩野加量。

为了充分发挥术前放疗和术后放疗的优势，并克服二者的不足，现在还可以采用术前放疗—手术—术后放疗的方法，这种方法称“三明治”式疗法。一般术前一次性照完 5 Gy，然后手术，术后再放疗 5 周，总剂量 45 Gy（如术后病理检查属 Dukes A 期，可不再加术后放疗）。也可采用术前照射 5 次（共 15 Gy），术后照射 20 次（共 40 Gy）等。

（2）结直肠癌放疗的实施。

①放射线。应选 6 MV 以上的高能 X 线或 ^{60}Co-γ，需腔内治疗的要选择高剂量放疗。

②照射野。根据不同的肿瘤情况选择不同的照射野。

盆腔前后野：上界在腰骶关节水平，两侧界为髂骨弓状线外侧 1 cm 处，下界视病灶部位而定，上段直肠癌在闭孔下缘，中下段直肠癌至肛门下缘水平，面积一般为 12 cm × 12 cm。病灶在离肛门缘 5 cm 以上者，以盆腔前后野为主野。

侧野：可取俯卧位，膀胱充盈，野的上下界同盆腔野，前界在股骨头顶点水平。盆腔器官受侵犯及髂外淋巴结转移者，则侧野前界应包髂外淋巴结，后界通常在骶骨后 1.5 ～ 2.0 cm。经会阴手术者，后界应包括会阴。

会阴野：取胸膝卧位，以髂骨弓状线外侧 1 cm 的间距为宽度，野中心为肛口后、上方，长度取决于体厚，面积一般为（8 ～ 11）cm ×（12 ～ 14）cm。病灶在离肛门缘 5 cm 以内者以会阴野为主野。

三野照射：前野同盆腔前野，两侧野上下缘同前野范围，后缘包括骶骨外 0.5 cm 软组织，前缘一般位于股骨头中点，当盆腔中部有淋巴结浸润时，其前缘需在第 5 腰椎椎体前 3 ～ 4 cm。

结肠癌术中残留或复发后不能手术者，应局部放疗。现在也有的采用适形和调强放疗。

③放射剂量。放射剂量以放疗目的作为重要参考。

根治性放疗：共 60 ～ 65 Gy/6 ～ 7 周，先大野放疗 45 ～ 50 Gy/5 ～ 5.5 周，再小野追加 10 ～ 15 Gy。肛管直肠癌除进行外照射外，还应进行腔内放疗及间质治疗。腔内放疗可运用后装治疗机进行，一般应配合外照射进行，当外照射量达 40 ～ 45 Gy/4 ～ 5 周后，局部如仍有残留的表浅小病灶，加腔内近距离放疗，每次 5 ～ 7 Gy，每周一次共 3 ～ 4 次，总量 20 ～ 25 Gy。间质治疗用 ^{192}Ir，数量长度根据患者情况、肿瘤大小进行优化，一般 4 ～ 7 根 5 ～ 7 cm。间质治疗要和外照射配合，或作为接触治疗的补充剂量，通常 1 ～ 2 天加量 20 ～ 30 Gy。

对症性放疗：照射 2 ～ 3 周，共 20 ～ 30 Gy（以症状消失或减轻为目的）；或照射 5 ～ 6 周，共 50 ～ 60 Gy（以抑制肿瘤生长为目的）。

术前放疗：照射 2 ～ 5 周，共 20 ～ 45 Gy，放疗后 3 ～ 4 周手术。

术后放疗：伤口愈合后，照射 4 ～ 5 周共 45 ～ 50 Gy，残留部位可缩野补充 10 ～ 15 Gy。

术中放疗：β 射线一次性照射 15 ～ 17 Gy。

④剂量分配。按主野∶副野 =2∶1 的比例进行（盆腔前后野剂量分配按前∶后 =1∶2 计算）。深度计算前野深度为盆腔前后径的 2/3，后野深度为前后径的 1/3。

（3）放疗的不良反应及应对。①白细胞数下降：佐以提高白细胞药物，如维生素 B_6、维生素 B_4、利血生、肌苷片、强力升白片、肝血宝等。必要时，加用集落刺激因子。②恶心、呕吐：酌情给予甲氧氯普胺（胃复安），呕吐严重可给托烷司琼、阿扎司琼等药物，也可通过补液、补充维生素及电解质等治疗。③皮肤反应：Ⅰ度反应时会阴区用滑石粉涂扑，Ⅱ度反应时用烧伤膏或醋酸氟轻松软膏外涂。

2. 化疗

尽管有 70% ～ 80% 的结直肠癌在诊断时可以局部切除，但总治愈率仅有 50% 左右。失败的原因主要是转移或局部复发。术后配合化疗与免疫治疗是有效的，不但可减少复发，还可提高生存率和延长生存期。

目前所用化疗方式可归纳为单一用药和联合用药两大类。联合用药包括联合不同类型细胞毒性药物、联合细胞毒性与非细胞毒性药、化疗药物与生物调节剂联合应用。

（1）适应证与禁忌证。化疗主要适用于 Dukes B 期、C 期患者术后化疗或晚期患者姑息性化疗。化疗的禁忌证有恶病质状态，严重心血管疾患或肝、肾功能障碍，血常规检查发现不适合化疗（骨髓功能低下）及重症感染。

（2）常用化疗药物。结直肠癌是对化疗敏感性差的肿瘤之一，常用的化疗药有 5- 氟尿嘧啶、顺铂、伊立替康、丝裂霉素、长春新碱、草酸铂、希罗达等，单一用药有效率很少超过 25%，且缓解期也不长。5- 氟尿嘧啶为目前治疗结直肠癌最常用、疗效相对较高的药物，常配合 CF 应用以提高疗效。

① CF 联合 5- 氟尿嘧啶疗法：20 世纪 70 年代中期已有研究表明，肿瘤细胞内大量 CF 的存在可促使 5- 氟尿嘧啶的活性代谢物 5–Fdump（氟尿嘧啶脱氧核苷酸）与 TS（胸苷酸合成酶）共价结合成三元复合物，从而加强 5- 氟尿嘧啶的抗肿瘤作用。CF 可在 5- 氟尿嘧啶使用前 50 分钟连续滴注。CF 有低剂量（每日 25 mg/m^2）、中剂量（每日 200 mg/m^2）或大剂量（每日 500 g/m^2）3 种用法。

5- 氟尿嘧啶的常规用法为每日 300 ～ 400 mg/m^2、静脉注射或 1000 mg/m^2、

静脉滴注，每周 1 次或序贯数天，或每日 400 mg/m^2，持续滴注 96 小时或 120 小时，应用微量泵。

目前认为，CF 大剂量并未肯定优于中剂量，甚至低剂量也未必一定效果差，5- 氟尿嘧啶大剂量静脉滴注的效果也未必一定好。

② MTX 联合 5- 氟尿嘧啶疗法：体外研究表明，5- 氟尿嘧啶 -MTX 的序贯方式治疗可导致拮抗或失败，但细胞培养和动物肿瘤模型又提示 MTX 用药后 1 ～ 24 小时用 5- 氟尿嘧啶可产生协同的细胞毒作用，其机制可能为 MTX 的使用可使嘌呤代谢受抑制，致使磷酸核糖焦磷酸（PRPP）池扩大，增加 5- 氟尿嘧啶对 5- 氟尿苷三磷酸的活化，使 5- 氟尿嘧啶掺入 RNA 增加而呈现协同效果。

③ 5- 氟尿嘧啶联合铂类应用：现在应用比较广泛。现有人联合使用小剂量顺铂 6 ～ 8 mg/（m^2 · d）和 5- 氟尿嘧啶 0.25 ～ 0.5 g/d，对晚期或复发肿瘤的治疗效果很好。第三代铂类药物（草酸铂）应用将结直肠癌化疗推向新时代，目前多数医院采用 OFL 方案、FOLFOX4 方案及 IP 方案。

（3）生物反应修饰剂在结直肠癌化疗中的应用。

①左旋咪唑（LV）。LV 原为驱虫剂，在动物肿瘤模型中能刺激免疫系统。LV 作为单一药物对结直肠癌并无活性，但如与 5- 氟尿嘧啶联用，可显著减少 Dukes C 期病例的复发危险和病死率，明显延长生存期。

② IFN。临床前研究表明，5- 氟尿嘧啶与 IFN 并用对多种实验性肿瘤有协同作用。IFN-α 在体外实验中能从生化上调节 5- 氟尿嘧啶活性，提高细胞内 5- 氟尿嘧啶活性代谢物 5-Fdump 的水平，促进 5-Fdump 与靶酶（胸苷合成酶）的结合。在临床试验中，IFN-α 可使 5- 氟尿嘧啶的血药浓度升高，并能增进 NK 细胞和巨噬细胞的活性。有学者报道，在包括 96 名未曾治疗患者的临床试验中，5- 氟尿嘧啶并用 IFN-α 的客观有效率为 26% ～ 63%，总的中位有效率为 41%。

3. 生物治疗及分子靶向治疗

临床上应用 IFN、TNF、IL-2、LAK 细胞、单克隆抗体作载体的靶向治疗、疫苗等方法治疗结直肠癌的疗效还不确定，基因疗法也还处于实验研究阶段。已有人成功用野生型 p53 基因在体外转染结直肠癌细胞株，使其生长明显受抑制，显示了 p53 抗癌基因在结直肠癌治疗中的潜在价值。

九、预后

有淋巴结转移而无远处转移的患者，在经过手术、放疗、化疗及靶向治疗等综合治疗后，5 年生存率为 50% ～ 78%。

局部复发或远处转移较为局限的患者，在进行放疗、化疗等治疗后进行手术治疗，也可获得较好的生存期。广泛转移的患者可以选择化疗、靶向治疗、中医药治疗及免疫治疗等多种手段延长生存期。

第五节　肝脏原发性神经内分泌肿瘤

一、概述

肝脏原发性神经内分泌肿瘤（PHNET）极为罕见，但随着诊断技术及认识水平的提高，近年来报道逐渐增多。其临床症状、影像学表现等均缺乏特异性，且以往文献报道少见。

二、病因

现在对 PHNET 的起源尚不明确，但一般认为其起源于肝毛细胆管内的神经内分泌细胞或异位的胰腺及肾上腺。

三、病理

可为单发结节或巨块，也可多发，常发生于肝右叶，肿瘤直径为 1 ～ 17 cm，有不完整纤维包膜，与正常肝组织分界清楚，肿瘤剖面呈灰黄、灰白色橡胶样，少数呈鱼肉样，有出血灶，巨大的瘤体实质内可有多发的出血性囊性变，肝内常有转移性小病灶。镜检癌细胞密集成群或呈带状、索状，也可呈菊花形巢团，也有呈腺管样、弥漫性或混合型结构。细胞小而规则，呈多边、多角形或圆形，核小染色深，有丝分裂少；胞质中有铬或银盐染色颗粒。电镜观察细胞质内有大量直径 100 ～ 300 nm 的球形分泌颗粒，颗粒中有电子致密核心，周边有高电子致密界膜；在肿瘤细胞形成的管样结构腔内的细胞表面有微绒毛状结构，也可见具有胆管上皮结构特征的间质连接结构体。目前，免疫组化和原位杂交技术已成为类癌诊断和鉴别诊断的可靠手段。免疫组化显示，神经内分泌标志物 CgA、NSE 等均呈阳性，突触素（Syn）部分阳性；5-HT、VIP、PP、胃泌素、高血糖素、ACTH 等多种肽类，肽类物质免疫反应呈阳性信号。

四、临床表现

PHNET 临床症状不同于其他部位的此类肿瘤，一般无类癌综合征的表现，往往是因为肿瘤生长过大出现腹痛、压迫胆管出现梗阻性黄疸或是发生转移而出现相应的症状来就诊。

五、诊断

诊断 PHNET，必须严格满足两个条件，即组织病理学证实为神经内分泌性和无肝外原发病灶。这使 PHNET 很难诊断，因为 PHNET 的临床表现和影像学检查都与 HCC 无明显不同。超声通常表现为低回声、高回声或者混合回声肿块，肿块周围有晕环环绕。在晚期，动态 CT 影像通常表现为坏死及钙化表现的低密度结节，在动脉期通常表现为富血管性肿块，在门静脉期则表现出低密度性肿块，这些影像特点与 HCC 的表现相同。PET 在诊断神经内分泌肿瘤上没有优势。根据部分学者的经验，超声引导的经皮细针穿刺活检能给我们带来更多的信息以及作出 PHNET 的最终诊断。Syn、CgA 以及 CD56 是神经内分泌癌的特异性免疫组织化学参数。肝细胞抗原仅表达于正常肝细胞和大多数的 HCC 上，而不能表达于其他肿瘤上。所以在诊断 PHNET 时，肝细胞抗原应当作为联合标志物，由此可以鉴别原发性或转移性肝脏肿瘤。PHNET 在排除肝外原发病灶后方能被诊断。

六、鉴别诊断

1. 肝脏内转移性神经内分泌肿瘤

实际上，发生在肝脏内的神经内分泌肿瘤大多为转移性的，以胰腺及胃肠道的神经内分泌肿瘤的转移最为多见。对于其他部位的神经内分泌肿瘤来说，最主要的提示预后的指标就是肝转移。

如果有肝转移的患者出现特异的症状，如 Zollinger-Ellison 综合征、神经性低血糖症等，那么我们很容易能诊断出发生在肝脏内的病灶是转移灶，但事实上发生转移的大多是一些无功能性的肿瘤，因此肝脏内转移性的神经内分泌肿瘤临床症状依旧不典型，与原发性的神经内分泌肿瘤相似，大多是由于肝脏内肿瘤生长过大而引发的一系列症状。

因为神经内分泌肿瘤的同源性，它们的病理及血清学检查也没有很大差异，但是研究显示，神经内分泌肿瘤发生转移的患者其血浆中 CgA 浓度高于非转移的患者，故此项指标可对肿瘤是原发性还是转移性进行鉴别。此外，还有一些特异性的肿瘤标志物，例如胰岛素（胰岛素瘤）、生长抑素（生长抑素瘤）、5-HT 及其代谢物、5-HIAA（小肠类癌）等，在确定肝内的病灶为转移性病灶时，这些标志物可以提示原发病灶的位置。

在影像学检查方面，原发病灶和转移病灶的表现都十分相似。对于肝脏转移的神经内分泌肿瘤的主要价值在于检出肝内的转移灶，并寻找肝外的原发病灶。对于肝脏内转移病灶，MRI 有一定的优势，组织分辨率高，可检查较小的病灶。有一项研究对 MRI 的几种序列进行对比，分别是 T_2WI 的快速自旋回波序列、T_2 加权的单发射快速回波序列、不增强的 T_1WI、肝动脉期的 T_1WI 以及肝静脉期的 T_1WI，得出的结论是对于转移性的肝脏神经内分泌肿瘤，检出病灶最多的是肝动脉期的 T_1WI，有 70% 的病灶被检出，其中有部分病灶仅在这个序列才能显影。而对于寻找原发病灶来说，CT 以其扫描范围广的优势可以在短时间内找到肝外的原发病灶。

总之，对肝脏原发性和转移性神经内分泌肿瘤的鉴别很难有确定的标准，因此进行全面仔细的术前检查、术中探查及术后长期随访对于发现肝外微小原发病灶是非常必要的。国外文献认为对于 PHNET 的诊断应包括术前、术中、术后 3 个连续阶段，缺一不可。

2. HCC

HCC 是肝内最多见的原发性恶性肿瘤。有文献在研究一种罕见的兼有神经内分泌肿瘤组织和 HCC 组织的肿瘤时提到，神经内分泌肿瘤组织的 Ki-67 指数大大超过 HCC 组织，并且在这种肿瘤发展的进程中，有 HCC 组织逐渐被神经内分泌肿瘤组织取代的趋势，所以推测 PHNET 的恶性程度要高于 HCC。

HCC 一般都有明确的肝病史（如乙型肝炎、肝硬化），而且肿瘤标志物 AFP 是其确诊的重要指标之一。影像学方面，因为它主要是由肝动脉供血的肿瘤，所以在打入造影剂后，在肝动脉期明显强化，在肝静脉期及延迟期造影剂会迅速廓清，即所谓的“快进快出”现象。以上几点都是 PHNET 所没有的特点，是其主要的鉴别点。

七、治疗

1. 手术治疗

目前，手术治疗是 PHNET 最常用、最有效的治疗方法。完全切除原发肿瘤，并且进行淋巴结清扫是唯一可能治愈这种疾病的方法，它取决于疾病所属的阶段、肿瘤生长的位置。手术治疗要求肿物单发、分化良好，患者身体状况可以耐受手术，并且没有腹腔转移及腹膜外转移等。但是有 50% 的患者在发现时已经出现了转移，为了提高患者的生活质量，可以实施切除或破坏大部分肿瘤组织的姑息性手术，这同样也要根据肿块的位置和其周围的组织器官等情况而定。

2. 其他方法

在患者身体状况不能耐受手术或是由于肿瘤生长位置等因素而不能行手术治疗时，首选射频消融和介入治疗，局部作用于病灶，使病灶缩小、坏死等。此外，还可以使用化疗和放疗的方法。目前新兴的方法还有靶向治疗，用靶向药物mTOR 抑制剂依维莫司或多靶点酪氨酸激酶抑制剂舒尼替尼治疗胰腺进展期神经内分泌肿瘤取得了显著疗效，Ⅲ期临床试验显示可以显著延长无进展生存时间，但是其在肝神经内分泌肿瘤治疗中的作用仍有待进一步研究。当内科治疗及介入治疗无效时，肝移植是最好的选择，也有文献报道对于多发并且肝功能差的原发性病例，采取肝移植比单纯手术切除效果好。

第六节　肝脏转移性神经内分泌肿瘤

一、概述

肝脏是转移瘤高发的器官之一，发病率仅次于肺。肝脏的转移性肿瘤比原发性肿瘤更为常见。神经内分泌癌可发生于全身各个部位，据 Godwin 报道，约 85% 的神经内分泌癌发生于胃肠道。神经内分泌癌最常见淋巴结转移，而肝脏是第二常见的转移部位。有研究显示，肝脏的转移性神经内分泌癌多来源于胃肠道。很多神经内分泌癌患者可多年无症状或在肝转移后出现症状，尤其是胃肠道的神经内分泌癌。神经内分泌细胞的免疫组织化学标志有 CgA、Syn、CK 等。有学者认为本病只是一种较少见的疾病，而非罕见。此类肿瘤的肝内转移灶具有一定的特征性，但因认识不足，诊断正确率很低。

二、病因

肝脏转移性神经内分泌肿瘤病因不明，可能是由于遗传、基因突变等原因导致的，如果生活习惯不良，可能会诱发此病。

三、病理

研究结果显示，肝脏的转移性神经内分泌癌以实性瘤灶居多，尤其是瘤灶直径＜ 2 cm 时，呈明显的均质性，平扫及对比增强扫描均呈明显的均匀一致性密度。当瘤灶直径在 2 ～ 3 cm 时，平扫多呈均匀结节，因其血供不均匀，增强表现为不均匀性强化，中心区强化程度明显降低。直径＞ 3 cm 的瘤灶可见坏死囊变，囊变坏死区多以小斑点状或裂隙状坏死囊变为主。当肝内瘤灶较多时，常为多发小结节样瘤灶中伴有巨块状瘤灶。肝脏转移性神经内分泌癌多为单发肿块样瘤灶和巨块样瘤灶伴结节状瘤灶，可能与瘤灶生长相对缓慢且血供丰富有关，故而坏死较少。

四、临床表现

（1）腹痛。神经内分泌肿瘤发生肝转移时，肿瘤细胞会分泌一些生物活性物质，如 5-HT 等，这些物质会刺激局部神经纤维，导致疼痛信号传递至大脑皮层而引发腹痛。腹痛可能位于中上腹或右上腹，也可能是全腹部放射性疼痛。

（2）腹部肿块。肿块主要是肿瘤细胞增生形成的结节状组织结构，在体表可以触及异常隆起。肝脏是腹腔内较大的实质性器官，当其受到肿瘤侵犯时，可出现体积增大和包块形成的情况。肿块通常质地坚硬，位置固定，随着病情进展可能会逐渐增大。

（3）恶心、呕吐。恶心、呕吐可能是由于肿瘤压迫胃肠道平滑肌，影响食物正常消化吸收，进而引发不适感。这种症状可能发生在任何时间，且无法预测，严重程度不一。

（4）体重减轻。体重减轻是因为肿瘤消耗了机体大量的能量，导致代谢率增加，从而引起食欲减退和身体消瘦。特别是在没有刻意控制饮食的情况下，患者可能出现不明原因的体重下降。

（5）黄疸。黄疸是由胆红素代谢障碍引起的皮肤、巩膜黄染现象，神经内分泌肿瘤肝转移会影响胆汁的排泄，造成胆红素水平升高，进而引发此症状。黄疸通常表现为皮肤、巩膜发黄，尿液颜色加深，粪便变白。

五、诊断

根据患者临床症状，建议进行影像学检查，如 CT 扫描或 MRI，以评估肿瘤的位置和范围。血液检测包括 CEA 和 CA19-9 水平检测，也有助于诊断。

六、鉴别诊断

1. 常见转移瘤

多发结节型肝脏转移性神经内分泌肿瘤需要与肝脏的其他转移性肿瘤相鉴别。肝脏转移性肿瘤通常为多发，瘤灶数目多超过 3 个。有研究显示，部分肝脏转移性神经内分泌肿瘤的瘤灶数目相对较少，多发者多为多发结节瘤灶伴巨块样瘤灶。

肝脏转移性肿瘤多呈多发小结节样瘤灶。文献报道，肝转移瘤多因为缺乏血供，而且肝脏转移瘤有快速生长的趋势，所以瘤灶中央容易出现密度减低或坏死，又因为瘤灶大小相对均匀，所以平扫时转移瘤多为低密度伴中央更低密度区。对比增强扫描时，形成典型的环形持续性强化伴中央无强化区，且以门静脉期瘤灶检出率高。

肝脏转移性神经内分泌肿瘤的常见类型为多发结节瘤灶伴巨块瘤灶。当瘤灶直径＜ 3 cm 时，较少出现囊变坏死；瘤灶直径＜ 2 cm 时，多呈明显的均质性，具有较典型的特点。瘤灶检出率以动脉期最高，提示肿瘤的富血管特性。虽然当瘤灶直径＞ 3 cm 时，肝脏转移性神经内分泌肿瘤也表现为环形强化，但囊变坏死区相对较小，且形态不规则，较少出现厚壁环形强化。瘤灶较大时，可见多个囊变坏死区，呈非中心性。对比增强扫描的门静脉期，肝脏转移性神经内分泌肿瘤的实质多呈等密度。动脉期强化，直径＜ 2 cm 的病灶主要呈均质性是其主要鉴别点，而且以多发结节瘤灶伴巨块瘤灶为主。

2. HCC

单发肿块型及巨块伴多发结节型瘤灶的肝脏转移性神经内分泌肿瘤需要与肝 HCC 伴肝内转移相鉴别。在国内，HCC 发生在乙肝伴肝硬化的基础上，实验室检查可见 AFP 明显增高。HCC 易出现门静脉和（或）肝静脉侵犯，形成癌栓。HCC 为肝动脉供血，对比增强扫描呈动脉期一过性强化，强化模式为“速升速降”型。部分肿瘤周边可见假包膜形成，肝脏转移性神经内分泌肿瘤多无肝硬化的基础。

综上所述，肝脏转移性神经内分泌肿瘤并不是罕见病例，CT 表现具有一定的特征性，如瘤灶多为巨块伴多发结节、瘤灶多为实性且不易出现坏死、动脉期强化及门静脉期等密度为主、囊变为多囊性且呈非中心性等特点。认识这些 CT 特征有助于本病的正确诊断，也有助于与肝脏原发性肿瘤和肝脏其他转移性肿瘤相鉴别，同时还有助于提示肝脏转移瘤的来源。

七、治疗

神经内分泌肿瘤罕见，晚期常发生肝脏转移，积极控制肝脏转移病灶能提高患者的生活质量、延长生存期。有文献表明，若不积极治疗来自神经内分泌肿瘤的肝脏转移灶，患者的中位生存期仅为 40 个月，5 年生存率低，而积极治疗肝脏转移灶后，患者 5 年生存率可达 83%。积极治疗神经内分泌肿瘤肝脏转移灶，可减轻与类癌综合征症状相关的激素的释放，降低肿瘤相关激素的水平，减轻肿瘤负荷，最终达到延长患者生存期的目的。

近年来用于治疗神经内分泌肿瘤肝转移的方法很多，包括手术切除、TACE、肝移植、射频消融等。手术切除是最常见的治疗方法，然而仅 10% ～ 20% 的患者能够接受手术治疗。对于不可手术的肝转移患者，肝移植可作为一种选择。但 Florman 等对 150 例患者的单中心研究表明，采用肝移植治疗神经内分泌肿瘤肝转移，5 年无瘤生存率仅 9.1%，而操作相关的致死率可达到 28%，且肝移植对于肝脏转移病灶虽可视为根治性治疗手段，但不能避免再次转移。针对肝脏的非手术治疗包括肝动脉介入栓塞（TAE）、肝动脉介入化疗栓塞（TACE）、微波消融、药物治疗等，能有效减少肝脏转移灶的肿瘤负荷。

1. 手术治疗

（1）手术切除。这是目前唯一可能根治神经内分泌肿瘤及其转移灶的方式，能有效缓解症状，部分患者能有效延长生存期。手术包括对原发病灶和肝转移灶的切除。

（2）肝移植。原发病灶局限伴广泛肝转移的患者，综合分析其全身情况、转移灶分布等情况，可以考虑行“原发病灶切除 + 同种异体肝移植”。肝移植目前只在较少的医学中心开展。规模最大的研究由 Lehnert 完成，包括 103 例病例，其 2 年生存率为 60%，5 年生存率为 47%，但是无瘤 5 年生存率不超过 24%。肝移植创伤大、后续治疗复杂、治疗费用昂贵且复发率高，并不建议用于神经内分泌肿瘤肝转移患者的常规治疗。中华医学会外科学分会胰腺外科学组提出原发性神经内分泌肿瘤肝转移行肝移植的指征包括：①神经内分泌肿瘤肝脏转移，无肝外转移和区域淋巴结转移。②胰腺和原发病灶可完整切除，肝脏双侧叶不可切除的多发转移灶。③肿瘤 Ki-67 指数＜ 10%。④存在无法用药物控制的、明显影响患者生命质量的症状，无其他肝移植禁忌证。但如此高度选择的适应证人群，移植后也不一定能获得长期生存。

2. TAE/TACE

较大的肝转移灶主要由肝动脉供血，这是 TAE/TACE 治疗神经内分泌肿瘤肝转移的理论基础。如肝转移灶数目较少、体积较大，可使用微导管进行超选择栓塞；如肝转移灶数目众多或无明显增粗的供血动脉，则将导管插到肝固有动脉水平进行栓塞。肝内广泛转移的患者原则上不是 TAE/TACE 的适应证，如需进行，应分次栓塞，以免发生急性肝功能衰竭和严重并发症。栓塞剂通常采用超液态碘油 10 ～ 20 mL 与表柔比星或链佐星 20 ～ 40 mg 的混合乳剂，栓塞程度控制在动脉血流速度明显减慢、肿瘤染色基本消失。TAE/TACE 常应用于治疗神经内分泌肿瘤 G1/G2 肝转移的患者，操作可多次重复，但短期内可能行肝移植的患者应避免行 TAE/TACE，以免损伤动脉正常结构。绝对禁忌证包括完全性门脉栓塞、肝功能失代偿等。TAE/TACE 主要不良反应包括胆囊坏死、肝肾综合征、胰腺炎、肝脓肿和动脉瘤形成，这和操作者的经验和术中判断有较大的关系。作为姑息性治疗方法，TACE 常用于治疗富血供病灶，其并发症相对较多，包括肝脓肿、胸腔积液、败血症及肠缺血、肝梗死等。行 Whipple 术切除原发病灶的患者也应避免 TAE/TACE，因为可能增加胰腺炎、肝脓肿等并发症的发生率。关于 TAE 与 TACE 孰优孰劣，以及何种化疗药物能更有效地抑制肿瘤生长，由于缺乏大规模临床试验证据，尚无定论。

3. 微波消融术

微波消融术在肝脏肿瘤的治疗中取得了显著成效，已有多篇文献说明其治疗效果优于激光消融、乙醇注射和乙酸注射等其他微创方法。微波消融治疗原发性肝癌及转移性肝癌的技术有效率超过 90%，且并发症发生率低。有研究表明，微波消融治疗神经内分泌肿瘤肝转移的技术有效率达到 92.86%（13/14），且在 14 个月的中位随访期中患者全部存活，与手术、TACE、射频消融治疗的疗效相当。微波消融治疗的良好效果可以归因于其潜在优势，尤其与射频消融相比，微波消融能产生较大的消融区，治疗时间短、热效率高，可同时使用多根天线等。与手术、肝移植相比，微波消融为微创治疗，患者痛苦小，费用低，可作为神经内分泌肿瘤肝转移的治疗方法。

部分患者治疗后出现腹痛、发热以及胸腔积液等不良反应，但多为自限性，无须特殊处理，一般可自行缓解。患者在微波消融治疗后出现发热，可能由肿瘤坏死组织被机体吸收所造成，一般无须处理。与手术及肝移植相比，术后患者恢复较好，提高了患者的生活质量。

总之，超声引导下微波消融治疗神经内分泌肿瘤肝脏转移灶安全、有效，有望成为治疗此病的重要手段。但肝脏转移性神经内分泌肿瘤患者的病情一般较复杂，且转移灶往往多发，对于数目较多或位置较特殊的肝脏转移灶，在微波消融的基础上联合 TACE、放疗、分子靶向治疗等综合治疗可提高疗效，改善预后。

4. 药物治疗

当神经内分泌肿瘤为低分化肿瘤或肝内弥漫性转移时，药物治疗成为选择。药物治疗并不是特异针对肝脏，而是可以作用于所有转移灶。选择方案要结合分级、分期信息和肿瘤原发病灶的位置。

（1）生长抑素类似物：生长抑素类似物奥曲肽和兰乐肽最初应用于减轻类癌症状，如潮热或水样腹泻。但是，最近越来越多的证据证明它们也有抗肿瘤生长、稳定肿瘤的作用。生长抑素受体有 5 种亚型，奥曲肽和兰乐肽与 SST_2 和 SST_5 亲和力最高，与 SST_3 亲和力稍低。

（2）靶向治疗：这是近年来神经内分泌肿瘤药物治疗的亮点之一，主要药物有 VEGF 抑制剂（包括多靶点酪氨酸激酶抑制剂）、mTOR 抑制剂等。

肿瘤组织免疫组织化学方法已经证实，神经内分泌肿瘤血供丰富，细胞表面同样表达 VEGF 及其受体。神经内分泌肿瘤的 VEGF 表达数量与肿瘤大小和转移倾向呈明显正相关，VEGF 的过度表达通过刺激新生血管形成而促进肿瘤发展。VEGF 抑制剂的代表药物为 VEGF 单克隆抗体贝伐珠单抗和酪氨酸激酶抑制剂舒尼替尼，两者抗神经内分泌肿瘤增殖和改善预后的作用已经由临床试验证实。

mTOR 是一种保守的丝氨酸 / 苏氨酸激酶，参与调控细胞凋亡，mTOR 抑制剂代表药物是依维莫司。mTOR 信号通路能够影响胰岛素样生长因子受体、VEGFR 和 EGFR 等下游靶点，调节细胞生长和代谢。已有文献显示，胃肠胰神经内分泌肿瘤细胞的 mTOR 信号通路处于失控状态，使细胞生长代谢无序，这是 mTOR 抑制剂治疗的基础。mTOR 抑制剂能抑制该通路活性，从而阻滞肿瘤生长。Ⅲ期临床研究 RADIANT-3 显示，依维莫司能延长进展期胰腺神经内分泌肿瘤患者的无病生存期。

（3）系统化疗：系统化疗已被用来治疗高增殖的神经内分泌肿瘤，如胰腺内分泌肿瘤、肺类癌，但对于低增殖类的肿瘤，如肠来源肿瘤，其有效率不足 10%。目前常用的化疗方案有多柔比星、5- 氟尿嘧啶、链佐星、达卡巴嗪、顺铂、紫杉醇、替莫唑胺、培美曲塞等，上述多个药物曾用于胰腺神经内分泌肿瘤 G_1/G_2 患者，有效率为 35% ～ 40%。顺铂联合依托泊苷常应用于神经内分泌肿瘤 G_3 的肿瘤患者。由于缺乏试验数据，目前无法确定最佳疗程来使患者获益最大。因此，系统性化疗多用于缺乏其他临床治疗方案的进展期患者。

第七节　畸胎瘤

一、概述

畸胎瘤是卵巢生殖细胞肿瘤中常见的一种，来源于生殖细胞，分为成熟畸胎瘤（即良性畸胎瘤）和未成熟畸胎瘤（恶性畸胎瘤）。良性畸胎瘤里含有很多种成分，包括皮肤、毛发、牙齿、骨骼、油脂、神经组织等；恶性畸胎瘤分化欠佳，没有或少有成形的组织，结构不清。早期畸胎瘤多无明显临床症状，多是体检时偶然发现。

二、病因

畸胎瘤是来源于生殖细胞的肿瘤，生殖细胞异常分化会导致肿瘤的形成，但其具体的发病机制尚未明确。

以下因素可能是畸胎瘤的高危因素：①有畸胎瘤的家族史，患病风险增加。②患有遗传性疾病者，如克兰费尔特综合征或特纳综合征，存在一条或多条缺失的性染色体。③中枢神经系统、生殖器、下脊柱等存在先天缺陷。④输卵管畸胎瘤的来源不清，可能来自迷走的生殖细胞。

三、病理

畸胎瘤多为良性肿瘤，其恶变率在10%左右。其发生一般被认为是胚胎期胸腺开始发育时，部分具有多向分化潜能的组织脱落，随心血管发育迁移并植入胸内演化而成。既往将其分为表皮囊肿（起源于外胚叶）、皮样囊肿（起源于外胚叶、中胚叶）、畸胎瘤（起源于外胚叶、中胚叶、内胚叶）。近年研究认为，表皮囊肿和皮样囊肿在组织学检查中也多有3个胚叶组织，故现统称为畸胎瘤。

四、临床表现

较小的畸胎瘤可无症状。体积逐渐增大可出现胸闷、胸痛、咳嗽、气促等症状。

继发感染或穿破相邻器官时可出现多种相应临床症状。若穿破支气管和肺，可咳出皮脂样物质和毛发；若穿破胸膜腔，可造成胸腔积液或感染；若穿破心包，可引起心包炎、心包积液等。

五、诊断

（1）根据症状与体征可做出诊断。

（2）胸部X线检查表现为块影位于前纵隔，呈圆形或椭圆形，多突向一侧，有的也呈分叶状。阴影密度不均，典型的可见到钙化、骨化、牙齿等表现。

（3）CT扫描可准确显示病变范围，并可分辨出瘤内所含脂肪、肌肉等组织类型。

六、鉴别诊断

畸胎瘤应与颅咽管瘤、垂体腺瘤、皮样囊肿、上皮样囊肿、下丘脑胶质瘤、视交叉胶质瘤、卵黄囊瘤、绒癌等相鉴别。

七、治疗

畸胎瘤宜行手术切除，疗效甚佳。一般选前胸外侧切口，必要时可横断胸骨。瘤体甚大者可选用胸骨正中切口联合一侧前胸外侧切口，便于切除肿瘤及受侵的病肺。

肿瘤体积大、显露困难者，可先切开囊腔清除部分内容物，然后解剖分离切除囊壁。

八、预后

畸胎瘤大多数为良性肿瘤，通过手术治疗预后良好。卵巢未成熟畸胎瘤的复发率及转移率均高，但是接受规范治疗后 5 年生存率大于 85%。

第八节　精原细胞瘤

一、概述

精原细胞瘤起源于睾丸原始生殖细胞，为睾丸最常见的肿瘤，多发生于中年以后，常为单侧性，右侧略多于左侧。发生于隐睾的概率较正常位置的睾丸高几十倍。该瘤为低度恶性。肉眼观睾丸肿大，有时可达正常体积的 10 倍，少数病例睾丸大小正常。肿瘤体积大小不一，小者仅数毫米，大者可达 10 余厘米，通常直径为 3 ～ 5 cm。

二、病因

精原细胞瘤可分为生殖细胞瘤与非生殖细胞瘤两类。前者发生于曲精细管的生殖上皮，约占 95%；后者发自间质细胞，约占 5%。多见于 25 ～ 44 岁，具有地区和种族差异。精原细胞瘤病因尚不清楚，可能和精原细胞下降不全、遗传、睾丸女性化综合征、外伤、感染、内分泌等因素有关。

1. 精原细胞下降不全

此为精原细胞瘤发生的主要原因。睾丸局部温度升高，血运出现障碍，内分泌功能失调，导致睾丸萎缩，生精出现障碍，易发生恶变。此外，先天性睾丸功能障碍、下降不全，也易发生恶变。

2. 遗传

近年有人统计精原细胞瘤患者，其近亲中有 16% 左右有肿瘤家族史。

3. 睾丸女性化综合征

据 WHO 1977 年对精原细胞瘤分类的比较分析，睾丸女性化综合征也易发生精原细胞瘤。

4. 外伤

有研究认为外伤不是肿瘤发生的直接原因，但睾丸外伤后，局部有小血肿形成或血液循环出现障碍、组织变性萎缩等，在此基础上容易发生肿瘤。

5. 感染

多种病毒性疾病，如麻疹、天花、病毒性腮腺炎及细菌性炎症，均可并发睾丸炎，致睾丸细胞变形而发生精原细胞瘤。

6. 内分泌

临床及动物实验等显示，内分泌紊乱与睾丸肿瘤的成因有关。如睾丸肿瘤多发于性腺旺盛的青壮年，或在内分泌作用活跃时期；动物实验显示给鼠类长期服用雌激素可诱发精原细胞瘤。

三、病理

精原细胞瘤有瘤细胞形态结构单一和间质内有淋巴细胞浸润两个特征。这种肿瘤的间质主要由纤细的纤维组织或致密的胶原纤维构成，它在睾丸肿瘤的占比为 60%，发病高峰在 30 ～ 50 岁，罕见于儿童。由于睾丸白膜比较韧厚，未被肿瘤破坏，故通常睾丸的原轮廓尚保存。在病理切片观察中，精原细胞瘤的组织切面呈淡黄色或灰黄色的实体性外观，均匀一致如鱼肉状，其中往往可见到不规则坏死区。间质中有多少不等的淋巴细胞浸润，有时可有淋巴滤泡形成。

瘤细胞弥漫分布或呈索状结构，细胞的形态一致，与正常精小管内精原细胞相似，瘤细胞大，圆形或多角形，边界清楚，胞质透明，核大，位于中央，核膜及染色质较粗，有 1 ～ 2 个嗜酸性核仁，核分裂象不多见。

精原细胞瘤分 3 个亚型：一是典型精原细胞瘤，约占 80%，生长较慢，预后好；二是未分化精原细胞瘤，约占 10%，恶性程度较高，预后比典型精原细胞瘤差；三是精母细胞精原细胞瘤，约占 10%，多见于 40 岁以上患者。

淋巴转移较常见，血行转移较少发生。

四、临床表现

80% 的患者均有不同程度的胸闷、胸痛、气急、低热等症状。约 50% 的患者有胸内转移的表现。部分患者可见上腔静脉综合征、锁骨上淋巴结肿大或骨、肝、腹膜后等远处转移。

五、诊断

（1）根据症状与体征可做出诊断。

（2）胸部 X 线检查显示块影位于前纵隔，密度均匀一致。

（3）CT 扫描显示 40% ～ 50% 有胸内转移。

（4）甲胎蛋白无明显升高，β–HCG（β–人绒毛膜促性腺激素）可升高，但一般不超过 100 μg/L。

六、治疗

无明显远处转移者均应积极行手术切除加术后放疗，以胸骨正中切口为理想切口。伴有上腔静脉综合征的患者可先行化疗，必要时行手术切除及上腔静脉人造血管移植。已有骨、肝转移者选用化疗（或介入化疗）加局部肿瘤放疗。

七、预后

精原细胞瘤是一种睾丸癌症，睾丸癌症是生存率最高的实体瘤之一，患者的 5 年生存率超过 95%，Ⅰ期患者生存率几乎可达到 100%。肿瘤的组织学类型、范围及分期都会影响预后。

参考文献

［1］程向东，李德川，应杰儿．消化道肿瘤临床诊治策略［M］．杭州：浙江大学出版社，2019.

［2］范锋．临床肿瘤防治技术实践［M］．汕头：汕头大学出版社，2022.

［3］甘岚，周庆忠，赵海霞．肿瘤细胞图像识别［M］．成都：西南交通大学出版社，2019.

［4］郝希山，王殿昌．腹部肿瘤学［M］．北京：人民卫生出版社，2003.

［5］何瑞仙．肿瘤外科规范化手术配合［M］．北京：人民卫生出版社，2023.

［6］胡胜．临床肿瘤免疫治疗学［M］．武汉：湖北科学技术出版社，2020.

［7］冀叶，徐鸿洁，余旭芳，等．肿瘤诊疗方法与实践［M］．北京：科学技术文献出版社，2018.

［8］贾英杰．肿瘤临床技能手册［M］．北京：中国协和医科大学出版社，2019.

［9］木亚林，胡光耀，严预真，等．肿瘤学基础与临床诊疗［M］．开封：河南大学出版社，2019.

［10］钱其军，田志刚，韩为东，等．肿瘤的精准免疫治疗［M］．上海：上海交通大学出版社，2020.

［11］沈玉芹，张健．肿瘤家庭康复［M］．北京：人民卫生出版社，2022.

［12］石景森，孙学军．普通外科肿瘤学［M］．北京：人民军医出版社，2018.

［13］石远凯．肿瘤内科原理与实践［M］．北京：人民卫生出版社，2023.

［14］孙亚男，王婧婷．案析鼻腔鼻窦肿瘤诊治［M］．北京：人民卫生出版社，2023.

［15］吴开良．临床肿瘤放射治疗学［M］．上海：复旦大学出版社，2017.

［16］邢浩．肿瘤诊疗要点与病例集萃［M］．开封：河南大学出版社，2022.

［17］邢金良，谢晓冬．肿瘤标志物［M］．北京：人民卫生出版社，2022.

［18］阳贻德．远离肿瘤［M］．南昌：江西科学技术出版社，2017.

［19］杨毅，李波．肿瘤放射治疗技术学［M］．昆明：云南科技出版社，2021.

[20] 张军. 常见消化系统肿瘤诊治与预防 [M]. 汕头：汕头大学出版社，2022.
[21] 郑虹，沈中阳. 移植肿瘤学 [M]. 北京：人民卫生出版社，2023.
[22] 朱铁年，赵瑞景. 神经内分泌肿瘤 [M]. 北京：人民卫生出版社，2018.